Taiji Quan – Die Vollendung der Bewegung

TAIJI QUAN

DIE VOLLENDUNG DER BEWEGUNG

Die 24 Übungen der Peking-Schule, Yang-Stil

Ein Übungsbuch für Anfänger und Fortgeschrittene

von

Prof. Dr. med. Gertrude KUBIENA und ZHANG Xiao Ping

5. Auflage

maudrich

Anschrift der Autoren:

Prof. Dr. med. Gertrude KUBIENA
Weimarerstraße 41
1180 Wien, Austria

ZHANG Xiao Ping
Studio Zhang
Kremsergasse 1/2A
1130 Wien, Austria

Bibliografische Information der Deutschen Nationalbibliothek

Die Deutsche Nationalbibliothek verzeichnet diese Publikation in der Deutschen Nationalbibliografie; detaillierte bibliografische Daten sind im Internet über http://dnb.d-nb.de abrufbar.

5. Auflage 2008

Verlag für medizinische Wissenschaften, Lazarettgasse 1, 1096 Wien

Umschlag und grafische Gestaltung: Felix Medlitsch
Fotos: Helga Nußbaumer, Felix Medlitsch, Gertrude Kubiena
Offsetdruck: Druckerei Berger Horn
Printed in Austria
ISBN 978-3-85175-883-2

INHALT

VORWORT

Es gibt ziemlich viele Taiji-Bücher. Es gibt gute Taiji-Bücher.

Wozu also noch ein Taiji-Buch und warum ausgerechnet mit Zhang Xiao Ping? Ganz einfach,

WEIL DAS VORLIEGENDE EIN BESONDERS GUTES TAIJI-BUCH IST, WEIL ZHANG XIAO PING BESONDERS SCHÖNES TAIJI LEHRT, WEIL ER EIN BESONDERS GUTER LEHRER UND SEIN STIL UNVERGLEICHLICH ELEGANT IST UND

- weil der Text nicht einzelne Bewegungen von Händen oder Füßen beschreibt, sondern für jede Phase des Taiji Haltung und Koordination der Aktivitäten von Körper, Armen, Händen, Beinen, Füßen und Augen präzisiert;
- weil der Text in jeder Phase detailliert mit dem Meister in der Praxis erarbeitet wurde;
- weil jede Phase der Bewegung in mehr als 200 Meisterphotos von Helga Nußbaumer, ergänzt durch Detailaufnahmen von Felix Medlitsch, gezeigt wird;
- weil die Bewegungsabläufe durch Richtungspfeile und ein klares System der Orientierung nach Himmelsrichtungen, von Felix Medlitsch hervorragend graphisch umgesetzt, nachvollziehbar werden;
- weil Bild und Text koordiniert sind und dadurch lästiges Suchen und Blättern wegfällt.

Das vorliegende Buch erhebt keinerlei Anspruch auf Vollständigkeit der theoretischen Hintergründe. Es ist als praktisches Übungsbuch für die 24 Übungen des Yang-Stils der Peking-Schule konzipiert.

TAIJI lernt man am besten mit einem guten Lehrer. Und so ist auch das vorliegende Buch weniger zum „Fernstudium", mehr zum Üben und zum Nachschauen gedacht.

Jeder, der einmal mit Taiji begonnen hat, weiß, wie schwer es am Anfang ist, sich die Bewegungsabfolgen zu merken. Jeder, der schon länger Taiji macht, wird gelegentlich unsicher über den korrekten Ablauf der einen oder der anderen Bewegung. Und dann ist die nächste Taiji-Stunde erst in einer Woche und man kann den Lehrer nicht fragen; und dann versucht man, die Bewegung aus Büchern zu rekonstruieren. Das ist aber meistens gar nicht so einfach. Und weil man die eine Bewegung nicht kann, findet man den Anschluß an die anderen Übungen nicht mehr; und dann kann man gar nicht mehr üben; und dann können's die anderen im Kurs besser als man selber; und dann freut's einen nicht mehr; und dann gibt man's auf.

Das ist schade, denn Taiji ist etwas Wunderschönes, und soviel Schönes gibt's nicht im Leben, daß man so leichthin darauf verzichten könnte.

Wir haben uns deshalb bemüht, die Bewegungsabläufe so klar wie möglich darzustellen und haben den Text immer gleich unter die Bilder gesetzt, damit man ohne zu blättern wirklich üben kann.

Die Verfasser

VORWORT ZUR 2. AUFLAGE

Drei Jahre sind seit der ersten Auflage vergangen. Seither hat das Interesse an Taiji Quan in Österreich erheblich zugenommen, immer mehr Leute jedes Alters machen regelmäßig diese meditative Bewegungsübung und fühlen sich dabei wohl. Man könnte sagen, daß Europa – denn wir Österreicher sind ja Europäer – Asien einen Schritt näher gekommen ist. Aber auch Asien ist Europa einen Schritt näher gekommen: Das Reisen in beiden Richtungen ist noch leichter geworden, Zhang Xiao Ping, der immer Chinese bleiben wird, hat Deutsch gelernt und ist österreichischer Staatsbürger geworden. Trude Kubiena wird immer Österreicherin bleiben, ist aber oft in China und hat in der Zwischenzeit Chinesisch gelernt.

Unverändert bleibt der Wert dieses Büchleins als Übungsheft. Wir müssen für die 2. Auflage an der Beschreibung der Bewegungsabläufe praktisch nichts ändern.

Um dem zunehmenden Interesse der Leser an den philosophischen Grundlagen der traditionellen chinesischen Naturphilosophie – der Basis von Taiji Quan – Rechnung zu tragen, haben wir aber das Kapitel über die Grundbegriffe erheblich erweitert.

VORWORT ZUR 3. AUFLAGE

1991 ist die erste Auflage von TAIJI QUAN – DIE VOLLENDUNG DER BEWEGUNG erschienen. 1995 die zweite.

Das Interesse an den altchinesischen Gesundheitsübungen nimmt ebenso zu wie die Nachfrage nach Traditioneller Chinesischer Medizin. Zhang Xiao Ping hat seine Lehrtätigkeit weiterhin ausgeweitet, zahlreiche Schüler tragen Taiji Quan und Qigong in alle Welt. Trude Kubiena hat als zweites Studium Sinologie an der Universität Wien beendet und immer mehr Freude an der Chinesischen Medizin. Wir hoffen, daß unser kleines Büchlein den Lesern helfen möge, daß die Übungen gelingen.

VORWORT ZUR 4. AUFLAGE

Welche Freude, nach 11 Jahren die vierte Auflage unverändert gegenüber der zweiten auf den Weg zu schicken! Wir wünschen uns, daß unser kleines Büchlein weiterhin zu Glück, Gesundheit und langem Leben beitragen darf!

VORWORT ZUR 5. AUFLAGE

17 Jahre sind seit der ersten Auflage vergangen – einfach unglaublich! Zhang Xao Ping ist längst Österreichischer Staatsbürger, hat zwei prächtige Söhne und unterrichtet im eigenen Studio. Trude Kubiena ist Vorsitzende des Beirats für Traditionelle Asiatische Medizin des Gesundheitsministeriums und Diplomverantwortliche für das Österreichische Ärztekammerdiplom Chinesische Diagnostik und Arzneitherapie.
Wir danken dem Maudrich Verlag, der sich mittlerweile mit dem Facultas Verlag fusioniert hat, für das Interesse an einer 5. Auflage. Möge dieses Büchlein seinen Leserinnen und Lesern weiterhin viel Freude und Gesundheit bringen!

Trude Kubiena und Zhang Xiao Ping — Wien, im Frühling 2008

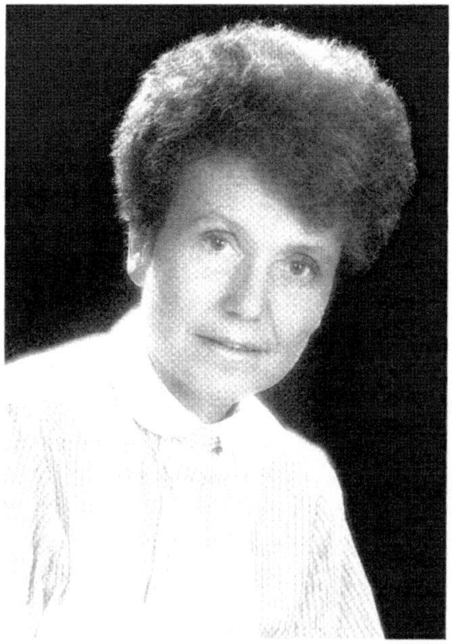

DIE AUTOREN UND TAIJI QUAN

TRUDE KUBIENA ERZÄHLT:

TAIJI MACHT MEIN LEBEN SCHÖNER

Als ich 1986 zum ersten Mal nach China kam, wußte ich nicht einmal, wie man Taiji schreibt, geschweige denn, was es ist, und noch weniger wie man's macht.

WIE MAN TAIJI SCHREIBT, weiß ich mittlerweile – nämlich „Taiji" in der modernen chinesischen Umschrift, dem Hanyu-Pinyin. Es gibt aber für Chinesisch auch andere Umschriften, sodaß man auch Tai-Ji, Tai Chi oder T'ai Chi u.a.m. finden kann.

WAS TAIJI IST, habe ich das erste Mal an einem Novembermorgen um 6 Uhr (!) im College für Traditionelle Chinesische Medizin in Fuzhou, im Südosten der Volksrepublik China, gesehen: Zhang Xiao Ping war uns als Taiji-Lehrer zugeteilt worden und demonstrierte die Übungen im Yang-Stil. Ich hatte in meinem ganzen Leben noch keine schönere Bewegung gesehen und damit war es beschlossene Sache: Das muß ich lernen.

Ich lerne noch immer und werde es wahrscheinlich mein ganzes Leben lang tun. Ich weiß, daß ich nie Zhang Xiao Pings Perfektion erreichen kann. Aber das macht mir nichts aus: Der Weg ist das Ziel. Für mich ist jeder neue Schritt ein kleiner Erfolg und ein weiterer Schritt in eine schöne neue Welt. Es ist einfach schön, sich in einer Bewegung ganz zu vergessen, auch wenn man noch lange nicht perfekt ist. Ich gestehe frank und frei, daß mir Gymnastik einfach langweilig ist. Aber Taiji – das mache ich freiwillig und mit Genuß, es wirkt entspannend und ich kann mich nachher wieder besser auf widrige Arbeiten konzentrieren.

Mit meiner Begeisterung bin ich keineswegs allein: jeder, vor allem jeder, der Taiji kennt und dann Zhang Xiao Ping dabei sieht, weiß, daß das DIE VOLLENDUNG DER BEWEGUNG ist.

Die Legitimation, ein Buch über Taiji zu schreiben, nehme ich also keineswegs aus der Perfektion, sondern aus dem Wissen um die Schwierigkeiten. Weil es mir so schwer gefallen ist, habe ich mit Zhang Xiao Ping sozusagen das Taiji-Buch gemacht, das ich mir besonders am Anfang gewünscht hätte.

Zu meiner Person ist noch zu sagen, daß ich Hals-Nasen-Ohrenfacharzt bin, mich seit 1972 beruflich mit Akupunktur und seit 1986 zum Vergnügen mit Taiji beschäftige. Seit 1989 studiere ich an der Universität Wien Sinologie und derzeit bin ich im Diplomarbeitsstadium.

Ich möchte mich bei Freunden, Lehrern und Mitarbeitern bedanken: Zuerst bei Frau Dr. Ingrid Stübner, von der ich das erste Mal das Wort „Taiji" überhaupt gehört habe und die bei der Aufnahme der Photos im Studio „Foto Helga" sozusagen Regie geführt hat.

Bei Uschi, Frau Dr. Ursula Petricek, die als gerade Lernende den gesamten Bildtext durchkorrigiert hat, für die vielen wertvollen Anregungen und Ergänzungen.

Bei Felix Medlitsch, der Detailphotos gemacht und der durch die graphische Gestaltung und viele gute Ideen das Buch so schön und so übersichtlich gemacht hat.

Bei Helga Nußbaumer, der Photographin von mehr als 200 Aufnahmen.

Bei Ingrid Zwettler, die das Kapitel über die traditionelle chinesische Medizin kritisch durchgesehen und gute Anregungen gegeben hat.

Beim Verlag, der ja ein gewisses Risiko auf sich genommen und der das Buch schön ausgestattet hat.

Und vor allem natürlich bei Zhang Xiao Ping, der nicht nur ein hervorragender, sondern auch ein sehr geduldiger Lehrer und Autor ist. Es ist ja nicht leicht, Bewegungen, die man selber als selbstverständlich empfindet, in Details zerlegen zu lassen!

Und zum guten Schluß herzlichen Dank den Lesern für den Kauf dieses Buches!

Ich wünsche viel Freude damit und daß es Ihnen das Lernen und Üben von Taiji leichter machen möge, als es einstmals der Autorin in ihren Anfangszeiten gefallen ist.

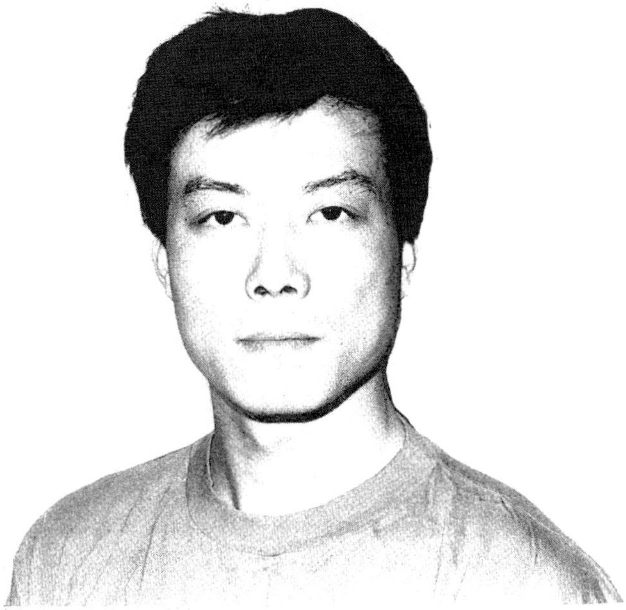

ZHANG XIAO PING ERZÄHLT:

WUSHU IST MEIN LEBEN

Ich war ein schlimmes Kind, klein, dünn und oft unfolgsam. Wenn andere Kinder spielten, hatte ich oft Angst; und obwohl ich schüchtern war, habe ich oft gerauft, natürlich war ich aber fast immer unterlegen.

Mein Vater hatte große Sorgen mit mir, weil ich so dünn und schwach war und er überlegte hin und her, was er mit mir tun könnte.

Eines Tages – ich war gerade 12 Jahre alt – sah ich auf dem Sportplatz meiner Schule eine Gruppe von Schülern, die Übungen machte, die mir sehr gefielen. Ich hatte keine Ahnung, was sie da taten. So fragte ich meine Musiklehrerin danach. „Das ist das Wushu-Team der Schule“ sagte sie.

So merkwürdig das klingt, aber ich hatte so etwas bisher noch nie gesehen. Wushu nennt man alle die Übungen, die man hier in Europa als Kungfu, Taiji usw. kennt. Bis zu diesem Tag hatte ich geglaubt, Wushu sei nur dazu gut, um zu boxen und zu raufen. Aber was ich jetzt sah, das war ganz anders. Und weil es mir so gut gefiel, habe ich den Lehrer der Gruppe am nächsten Tag gefragt, ob ich das auch lernen kann. Der Lehrer antwortete: „Das ist sehr schwer, und du mußt sehr viel üben, wenn du mittun willst. Wenn du wirklich willst, dann komm morgen. Ich werde dich prüfen!“ „Warum muß ich eine Prüfung machen?“ „Wir sind das Wushu-Team der Schule, alle zwischen 12 und 15 Jahre alt. Viele wollen mittun, aber wir nehmen nur die besten.“

Also habe ich am nächsten Tag die Prüfung gemacht. Der Lehrer hat geprüft, ob ich Kraft habe – ich habe Liegestütz machen und 100 m laufen müssen. Dann hat er geschaut, wie beweglich ich bin: Ich mußte einen Stock mit beiden Händen über meinen Kopf von vorne auf den Rücken bringen, die Hände möglichst nahe zusammen; dann mußte ich versuchen, mit dem Kopf zum Fuß zu kommen – ich kam gerade mit der Hand hinunter. „Komm in einer Woche wieder“ sagte der Lehrer „dann mußt du deinen Fuß mit dem Mund berühren können.“

Also habe ich die ganze Woche geübt, geübt, geübt – und am Tag der Prüfung habe ich meinen Fuß mit dem Mund erreicht.

Nun begann meine Zeit im Team. Zuerst wurden nur die Kraft und einzelne Übungen trainiert. Bei allen Formen von Wushu ist das Zusammenspiel von Kopf, Auge und Körper ganz wichtig. Neben der normalen Schule – jeden Tag von 8–12 Uhr und von 14–16.30 Uhr wurde fleißig trainiert: in der Früh ab 5.30 Uhr, am Abend von 16.30 bis 19 Uhr. Es gibt da eine Übung, bei der man mit der Hand den Fuß schlagen muß; mein Fußrücken war ganz blau, aber meine Eltern und meine Großmutter waren sehr nett zu mir; sie gaben mir sehr viel gutes Essen.

Nach 2 Jahren durfte ich das erste Mal bei einem Wushu-Wettbewerb mittun. Ich habe damals keine Medaille gewonnen, war aber auch nicht ganz schlecht – so in der Mitte.

Ich war sehr traurig und ich nahm mir vor: ich MUSS eine Medaille bekommen. Im nächsten Sommer haben die anderen Schüler eine schöne Ferienzeit gehabt. Ich aber habe geübt, geübt, geübt.

Und bei den nächsten Meisterschaften habe ich tatsächlich eine Goldmedaille gewonnen, in Zhangzhen, das ist eine schnelle Wushu-Form mit ganz langen Bewegungen (zhang heißt lang).

Bald wurde ich Hilfslehrer an meiner Mittelschule in Zhangpu. Insgesamt habe ich 8 Gold-, 6 Silber- und 7 Bronzemedaillen gewonnen bei Provinz- und Landesmeisterschaften. Ich habe ein Wushu-Team für die Stadt Zhangpu trainiert und dann am Fujian Sportcollege in Xiamen 4 Jahre Wushu studiert.

Wushu ist mein Leben. Als Kind habe ich geglaubt, es ist nur gut, um beim Raufen zu gewinnen, aber sobald ich stark genug war, um zu siegen, habe ich nie mehr gerauft. Ich benütze meine Kraft, um anderen Menschen zu helfen. Wushu hat auch meinen Geist trainiert: Ich muß immer wieder die Bewegungen wiederholen, um sie nicht zu vergessen. Ich habe gelernt, mich voll zu konzentrieren. Und ich habe gelernt, daß es nicht wichtig ist, beim Raufen zu gewinnen, sondern anderen helfen zu können. Taiji ist mein Leben, wichtig für mich wie essen und trinken.

WAS IST TAIJI?

TAIJI IST EINE MEDITATIVE BEWEGUNGSTECHNIK, DIE VOLLE KONZENTRATION ERFORDERT. DER KÖRPER BEWEGT SICH, DER GEIST RUHT AUS.

Taiji wird bei uns meistens als „Schattenboxen" bezeichnet, weil viele Bewegungen des Taiji aus dem Kampfsport kommen, aber gleichsam in Zeitlupe ausgeführt werden.

Taiji gehört in China zu den „Kampfkünsten" Wushu. Der Faustkampf hat sich in zwei Richtungen entwickelt: Im Tempel Shaolin die „äußere Schule", in den Tempeln des Wudang-Berges die „innere Schule".

Die äußere Schule ist auch bei uns bekannt als Kung Fu; die innere Schule sublimiert und ritualisiert die Kampfbewegungen, dient nicht zur Abwehr äußerer Feinde in Menschengestalt, sondern der Bekämpfung „innerer und ideeller Feinde", also von Krankheiten und Schwäche. Sie dient somit der Erhaltung der Gesundheit und heißt TAIJI, oder richtiger TAIJI QUAN.

Wörtlich übersetzt bedeutet Taiji das Höchste, das Äußerste, (z. B. Dachfirstbalken); Quan heißt Faust; gemeint ist damit, daß ohne Waffe, mit der bloßen Hand gekämpft wird und das auf höchster Ebene.

Über Alter und Ursprung des Taiji gibt es zahlreiche Theorien. Am häufigsten zitiert wird die Legende des Taoisten Zhang Sanfeng aus der Zeit des 13. oder 14. Jahrhunderts n. Chr.; Zhang Sanfeng wurde auf dem Wudang-Berg Zeuge eines Kampfes zwischen Schlange und Elster. Die geschmeidige Schlange war dabei mit ihren runden Bewegungen der schnellen Elster überlegen. Das soll Zhang Sanfeng zu den harmonischen Bewegungen des Taiji inspiriert haben.

TAIJI-SCHULEN

Es gibt verschiedene Taiji-Schulen, mit verschiedenen Schwerpunkten, z. B. die Wu-Schule, begründet von Wu Jianquan (1870–1942) oder die Hao-Schule, gegründet von Hao Weizhen (1849–1920); für diese beiden Schulen sind relativ harte Bewegungen charakteristisch. Die Sun-Schule, begründet von Sun Lutang (1860–1932), ist v. a. in Taiwan verbreitet; für die Chen-Schule ist der Wechsel zwischen schnellem und langsamem Tempo typisch. Am populärsten ist derzeit die Yang-Schule, begründet von Yang Luchan (1799–1872). Aus dem Yang-Stil ging die heute am meisten verbreitete Form des Taiji in der Volksrepublik China hervor:

Der PEKING-STIL, eine in den 50er Jahren auf 24 Übungen reduzierte und vereinfachte Form des YANG-STILS, die „simplified" Form des Taiji. (Allerdings gibt es auch eine lange Sequenz mit 88 Übungen).

Das vorliegende Buch beschäftigt sich mit den 24 Übungen des Peking-Stils.

BEGRIFFE AUS DER TRADITIONELLEN CHINESISCHEN PHILOSOPHIE UND MEDIZIN, DIE MAN KENNEN SOLLTE

YIN UND YANG, QI, 5 ELEMENTE

Politik, Religion, Philosophie, Medizin und Alltagsleben sind bei uns im Westen verschiedene Welten. Anders war das im alten China: Dort vermengten sich stets Religion und Philosophie, dort gab es niemals Religionskriege, weil seit altersher die drei großen Religionen Konfuzianismus[1], Buddhismus[2] und Daoismus[3] nebeneinander bestehen, wobei Konfuzianismus und Daoismus eher Philosophien als Religionen sind.

In China ist die traditionelle Medizin Teil der Philosophie.

Die Philosophie ihrerseits hat immer eine große Rolle in der Politik und damit im Alltagsleben der Menschen gespielt. Bevor der berühmte Kaiser Qin Shi Huang Di 221 v. Chr. das Großreich China einigte, war es in viele Fürstentümer aufgesplittert. (Die berühmte Tonarmee in Xian bewacht übrigens das noch uneröffnete Grabmal des Kaisers.)

Im Gegensatz zur westlichen Welt, wo das Verhältnis zwischen Philosophie und Politik meist eher gespannt war, hofften die chinesischen Fürsten mit Hilfe der Philosophie an die Macht zu kommen und sie auch zu behalten. Jeder Fürst hielt sich sozusagen seine Hausphilosophen und so gab es zwischen 5. und 3. vorchristlichem Jahrhundert zahlreiche philosophische Schulen, die miteinander konkurrierten. In jener Zeit etablierten sich die sogenannten Naturphilosophen, deren Theorien die Basis für die traditionelle chinesische Medizin bilden.

Zwei der zahlreichen naturphilosophischen Strömungen finden wir in der Yin- und Yang-Schule und in den Vertretern der 5-Elemente-Lehre.

Unabhängig voneinander erklärten die Yin- und Yang-Philosophen den Ursprung der Welt und die Anhänger der 5-Elemente-Lehre interpretierten die Struktur des Universums[4]. Später kam es zu einer Vermengung der beiden philosophischen Strömungen – und so wurden die beiden Theorien in die historischen Annalen des Sima Qian[5] aufgenommen. Dort finden wir im 74. Kapitel eine Wiedergabe der Ideen des Philosophen Zou Yan (ca. zwischen 350 und 270 v. Chr.), dessen Originalschriften verlorengegangen sind[6]. Zou Yan wird als spekulativer Denker, Systematiker und Naturphilosoph bezeichnet[7].

Bei Zou Yan finden wir bereits Yin-Yang und Wu Xing (5 Elemente oder Wandlungsphasen).

Die Daoisten übernahmen beides – die 5-Elemente-Lehre und die Yin-Yang-Theorie.

Die Konfuzianer hingegen beschäftigten sich auch mit der Yin-Yang-Theorie – allerdings ohne auf die 5-Elemente-Lehre einzugehen – indem sie das Yijing, das

---

[1] gegründet von Kong Fuzi, 551–479 v. Chr.

[2] Der Buddhismus kam in der späten (östlichen) Han-Dynastie (24–220 n. Chr.) nach China.

[3] Gegründet vermutlich von Laozi, d.h. alter/weiser Meister, 4. Jh. v. Chr.. Unterschiedliche Auffassung der Wissenschaftler: Möglicherweise handelt es sich nicht um eine Einzelperson, sondern um eine Gruppe von Philosophen.

[4] Fung Yulan, S.138

[5] Sima Qian: Historiker, Autor der ersten Dynastiegeschichten – Shiji; lebte ca. 145–90 v. Chr.

[6] Fung Yulan, S. 135.

[7] Schmidt-Glintzer, S. 45

Buch der Wandlungen mit „Appendices“ (Anhängen, Kommentaren) versahen. Das Buch der Wandlungen ist ein Orakelbuch, dessen Urheber der prähistorische Gottkaiser Fuxi[8] sein soll. Der ursprüngliche Inhalt des Buches der Wandlungen besteht aus den 8 Trigrammen (Ba Gua), den 64 Hexagrammen und ihrer Interpretation. Ein Trigramm besteht aus drei übereinander gelagerten Strichanordnungen, wobei die Striche entweder durchgehend – oder unterbrochen – sind. Jeweils zwei Trigramme übereinander geschrieben bilden ein Hexagramm. Es handelt sich dabei um das erste binäre System der Welt, um einen Vorläufer der Computersprache: Der durchgehende Strich entspricht Yang, der unterbrochene Yin.

Die 8 Trigramme sind Begriffen aus der Umwelt zugeordnet, die alle mehr oder weniger Yin oder Yang sind: Je mehr durchgehende Striche, desto stärkeres Yang, je mehr unterbrochene Striche, desto mehr Yin.

Qian – Himmel ist mit seinen drei durchgehenden Strichen *das* Symbol für Yang und

Kun – Erde mit drei unterbrochenen Strichen *das* Symbol für Yin.

Himmel und Erde, also Yang und Yin, werden als Vater und Mutter aller anderen Dinge angesehen, ebenso wie als Vater und Mutter der anderen Trigramme. Daher werden diese auch in einer bestimmten Rangordnung als Söhne und Töchter bezeichnet.

Die 8 Trigramme

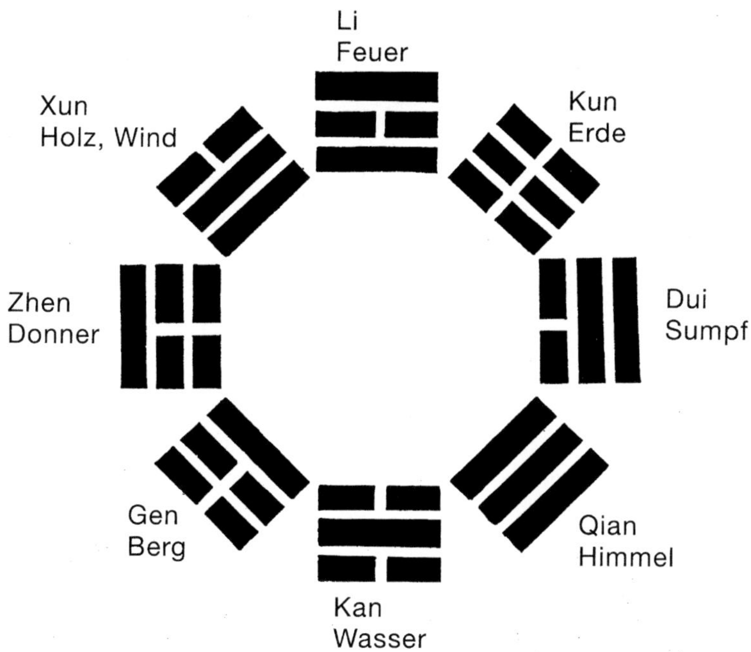

Qian = Himmel und der Vater
Kun = Erde und die Mutter
Zhen = Donner und ältester Sohn
Xun = Holz und Wind und älteste Tochter
Kan = Wasser und Mond und zweiter Sohn
Li = Feuer und Sonne und zweite Tochter
Gen = Berg und jüngster Sohn
Dui = Sumpf und jüngste Tochter

[8] Franke/Trauzettel, S. 20: Legendäre Regierungszeit von Fuxi 2952–2835 v.Chr.

Die 8 Trigramme heißen auf chinesisch Ba Gua und haben unter diesem Namen als eigene Form Eingang ins Taiji Quan gefunden. Die Schrittfolge wird dabei in Anlehnung an die Anordnung der acht Trigramme in Kreisform durchgeführt.

Bei jeder Taiji-Form spielen Yin und Yang und die 5 Elemente eine ganz wichtige Rolle.

YIN UND YANG

Yin und Yang sind zwei Begriffe, über die sich die Philosophen seit altersher streiten. Wesentlich ist, daß Yin und Yang keine absoluten Begriffe sind, sondern Zustände, Übergänge, Gegensätze und Voraussetzungen beschreiben.

Woraus entstanden Yin und Yang? Am Anfang waren Yin und Yang nicht differenziert, es bestand also eine Einheit aus Materie und Energie, genannt Tai Yi. Auch in der christlichen Philosophie bestand ja ETWAS, nämlich Chaos, bevor Gott die Welt erschuf, indem er zuerst Himmel und Erde, dann Wasser von Erde trennte.

In der chinesischen Philosophie entstand aus dem Tai Yi, der Einheit aus Materie und Energie, das Fluidum „Taiji".

Dessen graphische Darstellung kennen wir: Es ist die Monade, das Zeichen für Taiji.

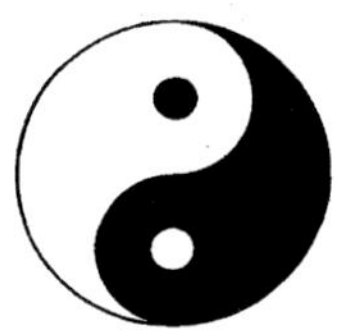

Wir sehen einen Kreis, der durch zwei Sinuskurven oder „Fische" in zwei Felder unterteilt wird: Das dunkle Feld symbolisiert Yin, das helle Yang. Für Yin und Yang gibt es viele Übersetzungen, u.a. vielleicht die ursprünglichste: Yin ist die Schatten-, Yang die Sonnenseite eines Berges.

Es gibt auch zahlreiche Begriffsbesetzungen für Yin und Yang:

Beispiele:	YIN	YANG
	Erde	Himmel
	Ruhe	Aktivität
	Frau	Mann
	Nacht	Tag
	Winter	Sommer
	Kälte	Hitze
	Wasser	Feuer
	weiß	rot
	düster	hell
	langsam	schnell
	wenig	viel

YIN	YANG
innen	außen
unten	oben
rechts	links
rückwärts	vorwärts
Substanz	Funktion
Materie	Energie
innere Organe	Bewegungsapparat

Charakteristisch am Yin-Yang-Prinzip ist, daß es nicht aus starren Gegensätzen besteht, sondern ständig durch gegenseitige Einflüsse und Übergänge in Bewegung ist:

YIN UND YANG

- bedingen einander wie Schatten und Licht,
- sind ständig im Wandel: Im Lauf eines Tages ändern sich Sonnen- und Schattenseite eines Berges. Wenn das Yin am größten ist, beginnt das Yang zu wachsen und umgekehrt. Um Mitternacht beginnt der neue Tag, zu Mittag beginnt der Tag der Nacht zuzugehen;
- gehen ineinander über wie Nacht und Tag, Ebbe und Flut; Wasser und Dampf: Wasser ist Yin. Die Sonnenhitze – Yang – läßt Wasser verdampfen, aufsteigen und zur Wolke werden – ein typischer Yang-Vorgang. Wasser wird wieder zu Yin und fällt als Regen auf die Erde nieder (Yin);
- beeinflussen einander wie Substanz (Yin) und Funktion (Yang): Die Funktion eines Werkzeuges hängt weitgehend von Materialbeschaffenheit und Form ab: Z.B. waren nur Steine einer bestimmten Härte und Form für den urzeitlichen Menschen als Messer geeignet;
- kontrollieren einander wie Wasser und Feuer;
- schaffen einander wie der Begriff „unten", ohne den der Begriff „oben" sinnlos wäre;
- schaffen miteinander ständigen Neubeginn und können ohne einander nicht bestehen wie die Menschheit ohne das Zusammenwirken von Frau und Mann nicht fortpflanzungsfähig wäre;
- sind immer relative Begriffe: Der Himmel ist Yang und die Erde ist Yin. Die Erdoberfläche ihrerseits ist im Verhältnis zum Erdinneren relativ Yang.

Wir sehen im hellen Feld einen dunklen Fleck und im dunklen Feld einen hellen als Symbol dafür, daß es kein absolutes Yin oder Yang gibt. Absolutes Yin wäre ein schwarzes Loch im Weltall, eine Atombombenexplosion reicht an absolutes Yang heran.

Die Yin-Yang-Monade darf man sich also nicht starr vorstellen, sondern als ständig in Bewegung, Drehung, den ständigen Wechsel zwischen Yin und Yang symbolisierend.

YIN, YANG UND GESUNDHEIT

Der Mensch steht zwischen Erde und Himmel – also zwischen Yin und Yang. Auch der Mensch hat

- eine Yin-Komponente: alles Materielle wie Körper, innere Organe, wobei diese ihrerseits in Yang-Organe (Hohlorgane Dünndarm, Blase, Gallenblase, Dickdarm Magen) und Yin-Organe (Vollorgane Herz, Niere, Leber, Lunge, Milz/Pankreas) unterteilt sind;
- eine Yang-Komponente: Aktivität, Funktion allgemein und Funktion einzelner Organe ebenso wie das Äußere des Körpers, also Haut und Bewegungsapparat.

Wir sehen hier wieder einmal deutlich die Relativität der Begriffe Yin und Yang: Die inneren Organe sind im Verhältnis zum Bewegungsapparat Yin, im Verhältnis zueinander aber wieder in Yin- und Yang-Organe unterteilt.

Der Mensch ist gesund, wenn Yin und Yang im Gleichgewicht sind, d.h. wenn der materielle Zustand des Körpers – Yin – und die Aktivität – Yang – ausgewogen sind. Dazu ist die Harmonie zwischen Yin- und Yang-Organen ebenso Voraussetzung wie die Harmonie zwischen „Äußerem" (Haut, Bewegungsapparat) und „Innerem", d.h. mit den inneren Organen, die ihrerseits untereinander im Gleichgewicht sein müssen.

YIN, YANG UND TAIJI QUAN

Yin und Yang sind besonders stark, wenn sie eng verbunden und absolut ausgewogen sind. Und genau das ist die Bedeutung der Monade als Taiji-Zeichen: Ausgewogene Polarität als Basis für Harmonie. Und genau das vermittelt Taiji Quan: Kraft und Harmonie durch Vermittlung der Balance zwischen Yin und Yang über die Bewegung. Denn beim Taiji Quan sind Haltungen und Bewegungen dem Yang oder dem Yin zugeordnet; z.B.:

- Das Standbein ist Yin, das Spielbein Yang,
- Bewegungen nach oben, zum Himmel und nach außen sind Yang,
- Bewegungen zur Erde, zum Körper sind Yin, usw.

Nach traditionell chinesischer Vorstellung sind die inneren Organe durch ein Netz von Kanälen (Meridianen) und Verbindungen zwischen diesen („Kollateralen") mit der Körperoberfläche verbunden und umgekehrt. Störungen im Bewegungsapparat können auf Dauer zur Schädigung innerer Organe führen – z.B. hat ein Buckel negative Auswirkungen auf Lunge und Herz – Projektion von außen nach innen; umgekehrt führen Störungen innerer Organe zu Zeichen an der Körperoberfläche: Herzbeschwerden zeigen sich manchmal in Schmerzen im kleinen Finger – Projektion von innen nach außen.

Taiji harmonisiert die Bewegungen und wirkt so positiv auf die Körperoberfläche. Über die beschriebenen Verbindungen zwischen Körperoberfläche und inneren Organen werden somit auch die inneren Organe gekräftigt und harmonisiert.

QI

Auch für Qi gibt es in der christlichen Vorstellungswelt ein Äquivalent: In der Genesis wird aus einem leblosen Tonklumpen der lebende Mensch Adam durch das

Einhauchen des „göttlichen Odems". Das entspricht ziemlich genau dem chinesischen Begriff Qi:

QI IST ALLES, WAS EINEN LEBENDEN VON EINEM TOTEN KÖRPER UNTERSCHEIDET.

Es ist eine Eigenart der chinesischen Denkweise, nicht zwischen Ursache und Wirkung zu unterscheiden und so gehört zum Begriff Qi auch alles, woraus Qi entsteht, aber auch die Funktion der einzelnen Organe:

Die Vielfalt des Begriffes Qi:

- Das reine Qi ist Atemluft, Sauerstoff.
- Qi aus der Nahrung, d.s. die verwerteten Nahrungsanteile.
- Essentielles Qi entsteht aus reinem Qi und Qi aus der Nahrung. Das ist also jener Qi-Anteil, der nach der Geburt ergänzt werden kann und ständig ergänzt werden muß.
- Das Quellen-Qi ist die ererbte Konstitution, die Anlage. Es wird bei der Geburt mitgegeben und kann nicht ergänzt werden.
- Aus allen diesen Anteilen besteht das „wahre Qi", eben jene Lebenskraft, die in einem Doppelstundenrhythmus zusammen mit Blut durch den Körper kreist und zwar in den sog. „Meridianen". Das sind Leitbahnen, die Körperoberfläche und innere Organe verbinden. Entsprechend diesem Stundenrhythmus sprechen wir von „Maximal-" und „Minimalzeiten".
- Das Abwehr-Qi ist außerhalb der Meridiane in Haut, Unterhaut und Muskulatur und ist verantwortlich für die Abwehr von krankmachenden Faktoren wie Kälte, Hitze, Wind, Feuchtigkeit, Trockenheit.
- Das funktionelle Qi sorgt für die Funktion der inneren Organe.

Was ist also Qi?

Qi ist Lebensenergie und alles, woraus diese entsteht, oder – modern ausgedrückt – die Summe aller biochemischen und bioelektrischen Vorgänge und der dazu notwendigen Substanzen im lebenden Organismus. Qi hat einen materiellen (Yin-) und einen funktionellen (Yang-) Anteil.

Beispiel: Schallwelle: Schall kann als Schwingung, Welle – Yang – aufgefaßt werden. Aber eine Schwingung gibt es nur, wenn ETWAS schwingen kann, also wenn es eine materielle Basis gibt, wenn Partikel – Yin – schwingen: Im luftleeren Raum gibt es keinen Schall.

Die chinesische Philosophie drückt diese Dualität des Energiebegriffes mit der Differenzierung der großen Einheit von Materie und Energie in Yang Qi und Yin Qi aus:

Yang Qi = Himmel/Sonne/Funktion und
Yin Qi = Erde/ Mond/ Materie

BEDEUTUNG VON QI FÜR DIE GESUNDHEIT:

Der Mensch ist gesund

- solange sein Abwehr-Qi stärker ist als krankmachende Faktoren
- solange sein wahres Qi zusammen mit Blut glatt und ungehindert in den Meridianen kreisen kann. Den glatten Fluß von Blut und Qi behindern z.B. Verletzungen, Gelenksveränderungen etc.

- solange sein funktionelles Qi die inneren Organe funktionieren läßt,
- solange sein Quellen-Qi reicht. Ist das Quellen-Qi erschöpft, dann stirbt der Mensch. Diese Vorstellung entspricht der Bedeutung des Erbfaktors für die Lebenserwartung: Unaufhaltsam geht unser Leben vom Augenblick der Zeugung an dem Tod entgegen, aber – es gibt lang- und kurzlebige Familien.

TAIJI QUAN UND QI

Wir alle kennen die Bedeutung der Lebensführung für die Lebenserwartung: Wer sich ständig erschöpft, sozusagen seine Lebenskerze von beiden Enden her abbrennt, der wird früher sterben, auch wenn er vom Erbfaktor her noch so begünstigt wäre.

Das Ziel daoistischer Techniken wie Taiji Quan und Qi Gong besteht im sparsamen Umgang mit dem unersetzbaren Quellen-Qi und im sinnvollen Einsatz des stets zu ergänzenden Qi aus Luft und Nahrung.

Mit Taiji und ähnlichen Techniken (z.B. Qi Gong) wird das Qi trainiert, aufgefüllt und die Zirkulation, „das Fließen" von Qi und Blut angeregt.

Außerdem führt Taiji Quan bewußt oder unbewußt zu einer Verbesserung der Atemtechnik, verbesserter Zwechfellatmung und damit durch Massage zur Stärkung aller inneren Organe. Wer Taiji Quan betreibt, fühlt sich einfach wohler und dadurch werden die Lebensgeister – Qi – angeregt.

Wer sich wohlfühlt, der wird auch nicht so schnell krank – d.h. Taiji Quan wirkt sich über die allgemeine Harmonisierung auch positiv auf das Abwehr-Qi aus.

Zusammenfassend kann man sagen, daß Taiji Quan alle Arten von Qi im menschlichen Körper positiv beeinflußt.

DIE 5 „SUBSTANZEN"

Der Wissensstand war zur Zeit der Entstehung des naturphilosophischen Konzeptes in China ein ganz anderer als heute. Die 5 Substanzen sind Teil eines Konzeptes zur Erklärung der Lebensvorgänge.

An der Bildung und Aufbewahrung der 5 „Substanzen" sind die inneren Organe beteiligt, dazu kommt der Erbfaktor.

Auch wenn die Vorstellungen über die 5 „Substanzen" und die Funktion der inneren Organe nicht immer 100prozentig unserem heutigen Wissen entsprechen, muß man doch in manchen Bereichen den Weitblick der Chinesen vor 2000 Jahren bewundern.

Eine dieser 5 Substanzen haben wir schon kennengelernt, nämlich Qi-Lebensenergie. Jede der 5 „Substanzen" hat – wie Qi-Lebensenergie – einen Yin- und einen Yang-Anteil, worauf hier aber nicht näher eingegangen wird.

Die 5 Substanzen sind:

Qi: Lebensenergie.
Zugeordnete Organe: Alle Organe spielen eine Rolle, v. a.
Lunge: Aufnahme des reinen Qi = Luft, Verteilung des Qi im Körper

Niere: Aufbewahrung des Quellen-Qi
Milz: Synonym für Verdauungsapparat, stellt Basis für Qi aus der Nahrung her

Blut: Zugeordnete Organe:
Herz: Kreislauf
Leber: Verantwortlich für glatten Fluß
Milz: Siehe Qi. Außerdem sorgt die Milz dafür, daß alles an seinem richtigen Platz bleibt, sowohl die inneren Organe als auch Blut und Körperflüssigkeit.

Jing: „Essenz": Materielle Basis von hormonell gesteuerter Entwicklung, Wachstum, Fruchtbarkeit.
Zugeordnete Organe:
Niere, d.h. die Nebenniere oder – im chinesischen Sinn die Feuerniere.

Jin Ye: Jin = dünnflüssige, Ye = dickflüssige Körpersäfte.
Zugeordnete Organe:
Niere: Wasserniere, für das Trennen von reiner und unreiner Flüssigkeit verantwortlich
Lunge: Verantwortlich für die Verteilung von Flüssigkeit im Körper, soll die Flüssigkeit nach unten schicken. Diese Vorstellung entstammt vermutlich der Beobachtung von Lungenödemen, d.h. „Wasser" in der Lunge durch Stauung (Herzversagen).
Milz: Verantwortlich für die RICHTIGE Verteilung von Flüssigkeit zwischen Gefäßen und Gewebe und für die richtige Flüssigkeitstransformation.

Shen: Geist, Esprit.
Zugeordnetes Organ: Herz. Herz ist ein Synonym für Großhirn.

DIE 5 ELEMENTE

Durch das Zusammenwirken von Yin und Yang entstehen die 5 Elemente. Eigentlich handelt es sich dabei nicht um Elemente, sondern um 5 Wandlungsphasen (wu xing) eines Ur-Dinges, das einmal als Holz, dann als Feuer, dann als Erde/Asche, dann als Metall/Mineral und dann als Wasser erscheint. Die 5 Elemente sind keine isoliert existierenden Begriffe, sondern es sind 5 Dinge, die einerseits aus einander entstehen, anderseits dadurch einander konsumieren. Aus einer tiefen Kenntnis der menschlichen Seele heraus heißt der Zyklus des Hervorbringens Mutter-Sohn-Zyklus, der des Konsumierens Sohn-Mutter-Zyklus: Die Mutter gibt und das Kind nimmt ein Leben lang.

Mutter-Sohn-Regel: Holz bringt Feuer hervor; Feuer bringt Erde/Asche/Lava hervor; aus der Erde entsteht Metall/Mineral; aus dem mineralhaltigen Erdreich entspringt das Wasser; das Wasser nährt das Holz, worunter alle Pflanzen zu verstehen sind; Holz bringt Feuer hervor . . .

Sohn-Mutter-Regel: Holz verbraucht Wasser; Wasser wäscht Metall aus dem Berg aus; Metall verdrängt Erde; Erde erstickt Feuer; Feuer verbrennt Holz; Holz verbraucht Wasser . . .

Es gibt auch noch andere, etwas kompliziertere Beziehungen zwischen den 5 Elementen, wie Kontrolle, Überwältigung und Widerstand.

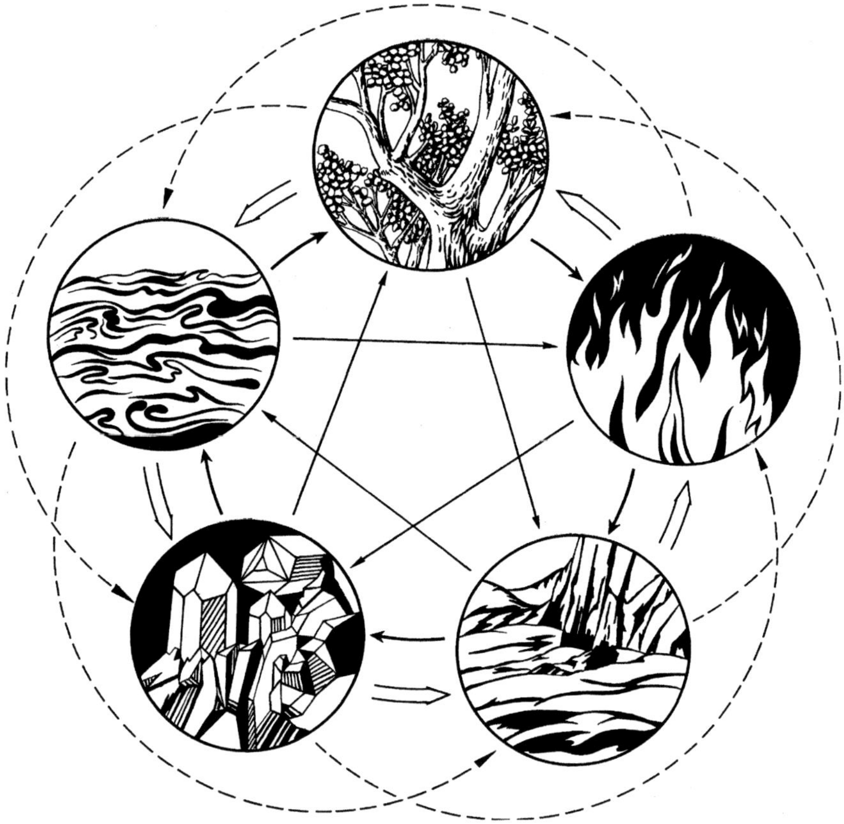

Zyklus des Hervorbringens und der Stärkung (Mutter-Sohn-Regel)

Zyklus der Schwächung (Sohn-Mutter-Regel)

Zyklus der Hemmung und der Überwältigung

Zyklus des Widerstandes

Die verschiedenen Beziehungen der fünf Elemente untereinander:

1. Hervorbringung, Förderung;
2. Hemmung, Kontrolle; aber auch der Überwältigung;
3. Widerstand;
4. Mutter-Sohn-Regel:
   a) Mutter-Sohn-Beziehung = Stärkung des Sohnes durch die Mutter (siehe 1.);
   b) Sohn-Mutter-Beziehung = Schwächung der Mutter durch den Sohn.

Die 5 Elemente gehen nicht nur aus Yin und Yang hervor, sie sind auch mehr oder weniger Yin oder Yang zugeordnet: Das Holz gehört zum jungen, wachsenden Yang, das Feuer ist höchstes Yang, in der Erde ist Entwicklung in jeder Richtung möglich – „Übergang“; das Metall gehört zum jungen, wachsenden Yin und Wasser ist maximales Yin.

Zu jedem Element gehören viele Begriffe aus dem Makrokosmos Umwelt, aus dem Mikrokosmos Mensch. Alles, was zu einem Element gehört, nennt man einen Funktionskreis. Alle Teile eines Funktionskreises stehen zueinander in gleicher Beziehung wie die 5 Elemente.

Yin, Yang und die 5 Elemente sind systemisierte Naturbeobachtung, Beobachtung des Keimens, Wachsens, Erntens und Speicherns der Saat im Jahresablauf.

ELEMENT:	HOLZ	FEUER	ERDE	METALL	WASSER
NATUR:	Keimen	Wachsen	Übergang	Ernte	Speichern
Yin:	nimmt ab	Minimum*)	Übergang	wächst	Maximum*)
Yang:	wächst	Maximum	Übergang	nimmt ab	Minimum
UMWELT:	Wind	Hitze	Feuchtigkeit	Trockenheit	Kälte
Saison:	Frühling	Frühsommer	Spätsommer	Herbst	Winter
Gegend:	Osten	Süden	Mitte	Westen	Norden
Richtung:	links	vorne	Mitte	rechts	hinten
Aroma:	sauer	bitter	süß	hantig	salzig
Tageslauf:	Morgen	Mittag	Übergang	Abend	Nacht
Planeten:	Jupiter	Mars	Saturn	Venus	Merkur
Tiere:	Hirsch	Affe	Bär	Kranich	Tiger
Töne:	sü	ho	hu	ssss	chuey
Vollorgan:	Leber	Herz	Milz/Pankr.	Lunge	Niere
Hohlorgan:	Galle	Dünndarm	Magen	Dickdarm	Blase
Meridiane:	Le/G	H/Dü	MP/M	Lu/Di	N/B**)
Funktion:	Verdauung	Transport	Ernährung	Trennung	Urogenit.
System:	Bewegung	Geist	Verdauung	Respiration	Endocrin.
Schicht:	Muskeln, Sehnen Nägel	Unterhaut Gefäße	Muskeln, Bindegewebe	Haut Körperhaar	Knochen, Kopfhaar
„Öffner“:	Auge	Zunge	Wange, Lippen	Nase	Ohr
Finger:	Daumen	Zeigefinger	Mittelfinger	Ringfinger	Kleinfinger

BEDEUTUNG DER 5 ELEMENTE FÜR DIE GESUNDHEIT

Wie wir gesehen haben, bestehen zwischen den 5 Elementen vielerlei gegenseitige Einflüsse und Abhängigkeiten, die auf alle Faktoren innerhalb der Funktionskreise übertragen werden. Z.B. wie das Holz die Mutter des Feuers ist, so ist die Leber die Mutter des Herzens, d.h. die Leber fördert das Herz, aber das Herz zehrt von der Leber. Wie Holz Erde „kontrolliert“, d.h. bewächst und unter Um-

---

*) Wichtig: Im Augenblick des Minimums beginnt die Zunahme, im Augenblick des Maximums die Abnahme von Yin bzw. Yang. Nach Erreichen eines Gipfels geht es bergab! In der Natur ist das Yin am größten, wenn das Yang am kleinsten ist und umgekehrt.

**) Abkürzungen: Meridiane sind Leitbahnen für Qi-Energie und Blut, die einerseits an der Körperoberfläche verlaufen, anderseits die Körperoberfläche mit den inneren Organen verbinden.
Le/G: Leber- und Gallenblasen-Meridian
H/Dü: Herz- und Dünndarm-Meridian
MP/M: Milz-, Pankreas- und Magen-Meridian
Lu/Di: Lungen- und Dickdarm-Meridian
N/B: Nieren- und Blasen-Meridian

ständen sogar „überwältigt" – denken wir an den Dschungel – so kontrolliert die Leber Milz und Magen. Tatsächlich gilt die Leber in der TCM als ausschlaggebend für die Funktion der Verdauung, und Krankheiten der Leber äußern sich ja tatsächlich im Verdauungstrakt: Der Alkoholiker mit seiner angegriffenen Leber hat immer eine Gastritis, eine Unstimmigkeit der Gallenblase führt zu saurem Aufstoßen mit bitterem Geschmack im Mund.

Gesund ist der Mensch solange Harmonie zwischen den inneren Organen herrscht, d.h. solange nicht ein Organ geschwächt ist und dadurch ein anderes übermächtig wird oder die Balance sonstwie gestört ist.

DIE 5 ELEMENTE UND TAIJI QUAN

Durch den allgemein harmonisierenden Effekt von Taiji kommt es auch zu einer Harmonisierung zwischen den inneren Organen, die den 5 Elementen zugeordnet sind.

Es gibt mit Taiji Quan verwandte Techniken zur Stärkung der einzelnen Organe, z.B. das Spiel der 5 Tiere, wobei die Bewegungen von 5 Tieren nachgeahmt werden. Jede Bewegung kräftigt das Organ aus dem gleichen Funktionskreis (siehe Tabelle S. 23).

Den einzelnen Organen sind auch stärkende, heilige Töne zugeordnet (siehe Tabelle S. 23).

WOZU IST TAIJI QUAN GUT?

TAIJI QUAN IST GUT FÜR LEIB UND SEELE. ALS MEDITATIVE BEWEGUNGSTECHNIK ERFORDERT TAIJI QUAN VOLLE KONZENTRATION. WÄHREND DER TAIJI-ÜBUNGEN BEWEGT SICH DER KÖRPER UND RUHT DER GEIST.

TAIJI QUAN FÖRDERT

- DAS SELBSTBEWUSSTSEIN: Die Schönheit der Bewegung erlaubt auch nicht so besonders schönen Menschen, sich in der Bewegung zu verlieren und schön zu fühlen;
- DIE KONZENTRATION: Der komplizierte Bewegungsablauf erfordert die volle Konzentration und schließt während der Übungen jeden anderen Gedanken aus;
- DIE HARMONIE DER SEELE: erfließt aus der Harmonie der Bewegung. Die notwendige Konzentration auf Bewegung, Körper und Qi lenkt von quälenden Problemen ab.
- DIE ENTSPANNUNG: die weichen, fließenden Bewegungen entkrampfen Leib und Seele;
- DIE KOORDINATION: Kopf, Körper und Gliedmaßen, ja sogar die Augen bewegen sich in harmonischem Zusammenspiel;
- DIE INNERE UND DIE ÄUSSERE BALANCE: Der meditative Wert der Konzentrationsübung Taiji hilft die innere, der Bewegungsablauf selbst die äußere Balance zu finden;
- DIE HARMONISCHE ATMUNG mit besonderem Augenmerk auf
- DIE ZWERCHFELLATMUNG
- DIE DURCHBLUTUNG der Haut und der inneren Organe;
- DEN STOFFWECHSEL und DIE VERDAUUNG;
- DIE BEWEGLICHKEIT: ALLE GELENKE WERDEN BEWEGT, ohne Gewalt, ohne Krampf;
- DAS BEWEGUNGSBEWUSSTSEIN: Die komplexen Bewegungsfolgen zwingen dazu, sich jede kleinste Bewegung bewußt zu machen;
- DIE FREUDE AN DER BEWEGUNG bis ins hohe Alter – weil Taiji einfach schön ist;
- DIE KONDITION: Nicht daß Taiji ein Konditionstraining wie Jogging oder die Kraftkammer wäre; aber die 24 Übungen sind so aufgebaut, daß anfangs ganz einfache, harmonisierende, später schwierigere Balance- und Stretching-Übungen kommen. Der langsame Bewegungsablauf stärkt die Muskulatur;
- DIE NATÜRLICHE GUTE HALTUNG: Im Gegensatz zu sonstigen Sportarten gibt es beim Taiji keine extremen oder unnatürlichen Haltungen.

TAIJI QUAN UND SEIN MEDIZINISCHER STELLENWERT

(von Zhang Xiao Ping, übersetzt und kommentiert von Trude Kubiena)

Taiji Quan ist ein Zweig des traditionellen Wushu. Wushu (Kampfkunst) ist eine leuchtende Perle chinesischer Nationalkultur.

In der Praxis hat sich herausgestellt, daß Taiji ein ausgezeichneter physiologischer Sport für körperliches Basistraining und zur Erhaltung der Kondition ist, daß es generell in der Gesundheitsvorsorge eingesetzt werden kann und sogar eine heilende Wirkung bei chronischen Krankheiten hat.

Viele Chinesen praktizieren heute Taiji Quan. Taiji hat ganz langsame Bewegungen und ist nicht schwer zu lernen; man braucht keine besonderen örtlichen oder Witterungsbedingungen. Taiji zu Musik ist schön und gesund und wird dadurch bei Männern und Frauen, Jung und Alt immer beliebter. Auch im Ausland zollt man Taiji immer mehr Aufmerksamkeit: Internationale Wettbewerbe werden abgehalten. Die Blume Taiji Quan wird bald in der ganzen Welt blühen. Es gilt als Methode für

Vorbeugung
Behandlung
Atemregulation
Lebensverlängerung.

Was ist Taiji Quan?

Der Begriff „Taiji" (Übersetzung: das Höchste vom Höchsten).
Yin-Yang-Theorie:

Der Begriff „Taiji" ist der Ursprung von Yin und Yang und ist aus der Kombination gegensätzlicher Bewegungen und Strukturen wie weich und hart, offen und geschlossen, Aktivität und Ruhe, Leere und Fülle entstanden. Taiji ist eine dualistische Übung, die sich auf die Wesensart und die Lebenskraft auswirkt, also eine Übung für das Herz und die Niere. Das Herz regiert die Wesensart, die Niere die Lebenskraft. Herz und Niere stehen zueinander in der gleichen Beziehung wie Feuer und Wasser. Mit „Übungen für Wesensart und Lebenskraft" sind also Taiji-Übungen gemeint, die „Yin" und „Yang", „Wasser" und „Feuer" im menschlichen Körper ins Gleichgewicht bringen. So führt Taiji Quan zu besserer Gesundheit und zu langem Leben. Das Ergebnis langjähriger Forschungsarbeiten zeigt, daß Taiji, kombiniert mit Wushu-Übungen (das sind die Kampfkünste) nicht nur für die Selbstverteidigung gut ist, sondern sogar Heilungseffekte bei Krankheiten zeigt und das Leben verlängert.

Kommentar: Zum Begriff Yin/Yang siehe S. 16. In der traditionellen chinesischen Medizin steht der Begriff „Herz" wohl für das Organ Herz, aber auch für alle übergeordneten geistigen und seelischen Funktionen ebenso wie für den Begriff des Intellekts und aller übergeordneten Hirnfunktionen. Die Niere hingegen ist das Zentrum der Lebensenergie, Träger der Erbmasse und verantwortlich für das gesamte Hormongeschehen.

So merkwürdig das im Augenblick klingen mag, ist es doch nicht unlogisch: versagt das Herz, dann wird das Gehirn schlecht durchblutet und der Mensch wird verwirrt, wie das bei alten Leuten unzählige Male vorkommt. Und auch wir siedeln ja in der Umgangssprache das Gefühl und die Art und Weise, wie einMensch ist, im Herzen an: wir sagen z. B. jemand ist „herzlich", oder wir lieben jemanden „von Herzen" oder jemand hat „ein gutes Herz".

Die Niere hat eine kleine Nachbarin – die Nebenniere. Die Nebenniere ist tatsächlich aufgrund ihrer wichtigen Rolle im Hormonhaushalt ein ganz wichtiger Faktor für unsere Lebensenergie. Sie steht in der chinesischen Medizin als pars pro toto für alle Hormondrüsen, also auch für die Hypophyse (Hirnanhangdrüse), die Geschlechtsdrüsen usw.

Herz und Niere sind zwei der inneren Organe der traditionellen chinesischen Medizin. Jedes innere Organ ist mit vielen anderen Begriffen im Rahmen eines sogenannten Funktionskreises zusammengefaßt. Zu einem solchen Funktionskreis gehört beispielsweise ein Streifen an der Körperoberfläche, das ist ein sogenannter „Meridian", den wir in der Akupunktur benützen, um von der Körperoberfläche aus innere Organe zu behandeln; weiters gehört dazu ein äußerer Faktor – beim Herz die Hitze, bei der Niere die Kälte; eine Emotion – beim Herz die Freude, bei der Niere die Angst; und noch viele andere Dinge mehr. Kernstück dieser Theorie sind die fünf Elemente Holz, Feuer, Erde, Metall/Mineral und Wasser, die zueinander in mannigfaltigen Beziehungen stehen: z. B. bringen diese fünf Elemente in der obigen Reihenfolge einander hervor: Aus Holz entsteht Feuer, aus Feuer entsteht Asche, Erde; in der Erde entsteht das Metall, lagern die Mineralien; aus dem mineralhaltigen Erdreich entspringt die Quelle; und das Holz kann nur wachsen, wenn es Wasser saugt.

Eine andere Beziehung ist die der Hemmung, wie zum Beispiel die Beziehung zwischen Feuer und Wasser: Wasser hemmt Feuer. Und gerade in dieser Beziehung stehen bezeichnenderweise die Elemente, denen die Leitorgane des Taiji zugeordnet sind, Niere gehört zum Wasser und Herz gehört zum Feuer.

Medizinischer Stellenwert des Taiji Quan

Beim Üben von Taiji soll man bewußt atmen. Die Aufgabe der Lunge ist es, Sauerstoff aufzunehmen und Kohlendioxyd abzugeben. Wenn man sich zu stark anstrengt, dann übersteigt der Sauerstoffbedarf die Atemkapazität der Lunge. Taiji Quan legt größten Wert auf die Zwerchfellatmung, weil durch Erhöhung der Zwerchfellbewegung die Atemkapazität der Lunge steigt. Dadurch wird die Atmung langsam und gleichmäßig, die Atemzüge werden weich und lang und dadurch können Blut und Lebensenergie – Qi – frei zirkulieren.

Herz und Niere sind zwei der inneren Organe der traditionellen chinesischen Medizin. Herz ist dem Funktionskreis des Elementes Feuer, Niere dem Funktionskreis des Elementes Wasser zugeordnet (siehe Tabelle S. 23). In der 5-Elemente-Lehre kontrolliert Wasser das Feuer und das Feuer versucht, dem Wasser zu widerstehen. Wasser und Feuer sind aber auch Synonyme für Yin und Yang.

Taiji Quan legt mehr Wert auf die Lebenskraft „Qi" als auf reine Muskelkraft; Lernziel ist das bewußte Steuern der Lebenskraft Qi und die Führung der Muskelkraft durch die Lebenskraft Qi.

Für das Training der Lebensenergie Qi, wie wir es beim Taiji tun, ist das sogenannte Qigong wichtig, das sind Atemübungen. Qigong stimuliert die Energie der Meridiane, fördert die Bildung von Verbindungsmeridianen (Kollateralen), hilft das Yin-Yang-Gleichgewicht und das Gleichgewicht von Blut und Vitalenergie Qi bewahren oder wiederherstellen und fördert damit die Gesundheit.

Und so wirkt auch Taiji Quan in der Gesundheitspflege.

Wenn man Taiji zu üben beginnt, sollte der Geist ruhig, aber munter sein. Beim Üben soll die Atmung ganz natürlich sein, der Körper entspannt, sodaß Spannung und Müdigkeit abfallen und damit ist schon ein großer Einfluß auf die Stimmung gegeben.

Taiji ist zwar, wie wir wissen, eine langsame, sanfte Übung, aber das heißt nicht, daß man es lieb- und leblos ausüben kann. Im Gegenteil: das Wesen des Taiji ist die Kombination von Kraft und Sanftheit. Wenn Taiji Quan richtig betrieben wird, dann kann man den gesundheitlichen Effekt im Körper schon nach einem Monat spüren, nach etwa einem Jahr auch mittels Befunden feststellen.

Wird Taiji Quan richtig betrieben, dann hat es eine entspannende Wirkung auf den Bewegungsapparat, es kommt zur entspannenden Dehnung von Muskeln, Bändern und Sehnen. Dadurch wieder kommt es zur besseren Blutzirkulation und dadurch zur Anregung aller Stoffwechselvorgänge im Körper.

Mit dem Blut kann auch die Lebensenergie Qi ungehindert fließen. Lebensenergie und Blut spielen wechselweise eine Rolle in ihrer Zirkulation. Wenn also die Lebensenergie ungehindert fließt, dann zirkuliert auch das Blut und gelangt so früher oder später an die Körperoberfläche. Und so wird jemand, der Taiji Quan regelmäßig übt, bald eine rosige Haut bekommen, darüber hinaus wird er mehr Energie haben und Kälte und Hitze besser aushalten.

Kommentar: Siehe auch Kapitel „Qi“. Eine Funktion des Qi ist die Abwehr von äußeren Faktoren, also von Hitze, Kälte etc.

Einige als vitale Zentren bekannte Punkte des Körpers sind bei Taiji-Übenden wärmer als bei anderen: es sind die Akupunkturpunkte LG 20 Baihui auf dem höchstem Punkt des Scheitels, KG 5 Dantian auf dem Unterbauch und N 1 Yongquan in der Wölbung der Fußsohle.

Und dennoch, Taiji ist nichts Mystisches. Es hat dieselben Anfangsgründe wie andere Arten von Boxen auch. Regelmäßiges Training hat einen guten Heileffekt bei chronischen Zuständen und Erkrankungen wie Neurasthenie, Bluthochdruck, Lungenblähung, Luftröhrenkatarrh, Magen-Darmkrankheiten; ebenso beugt es der Versteifung der Gelenke vor und verzögert den Prozeß des Alterns.

Taiji Quan üben ist gut für Herz, Blutgefäße, Atmungsorgane. Durch die Kombination von Bewegung der Muskeln und Gelenke mit rhythmischer Atmung kommt es beim Taiji zur Erweiterung der Kapillaren in den Muskeln, zur Anregung der Zirkulation auch in Venen und Lymphgefäßen und damit wieder zur Verbesserung der Herzfunktion.

Beim Taiji Quan kommt dem Zwerchfell eine entscheidende Rolle bei der Atmung zu: es dehnt sich und zieht sich zusammen. Dementsprechend ändert sich der Druck im Bauch und es kommt zu einer sanften Selbst-Massage der inneren Organe, zu einer Anregung der Blutzirkulation in Leber und Magen ebenso wie zur Anregung des Stoffwechsels und damit zu einem Heileffekt insbesondere auf Leber- und Magenkrankheiten.

Im Rahmen einer Untersuchung über den Einfluß von Taiji Quan auf Herz und Kreislauf unterzogen sich die Versuchspersonen einem funktionellen Test, indem sie 15mal innerhalb einer Minute auf eine 40 cm hohe Bank hinauf- und wieder hinunterstiegen.

Taiji-Praktizierende zeigten normale Reaktionen in bezug auf Blutdruck und Puls, Nicht-Taiji-Praktizierende mehr abnormale. Es kam zu typischen EKG-Veränderungen (für Ärzte: Verlängerung von P—R, QRS, QT-Strecke, Verkleinerung der

RV5-Amplitude, ST-Senkung, T-Umkehr) fanden sich bei Taiji-Praktizierenden in 28,2%, bei den Nicht-Praktizierenden in 41,3%. Der Durchschnittsblutdruck in der Taiji-Gruppe war 134,8 mm Hg, bei den anderen 154,5 mm Hg. Die Taiji-Praktizierenden hatten weniger Arteriosklerose, langsamere Atmung und eine größere Atemkapazität der Lunge als die andere Gruppe.

Wenn man Taiji Quan ausübt, dann soll man sich bewußt machen, daß es ein Sport mit bogen- und spiralenförmigen Bewegungen ist. Regelmäßige Übung macht die Muskeln geschmeidig, streckt die Muskelfasern und regt ihr Wachstum an, stärkt die Knochen und beugt damit Knochenbrüchen vor und lockert die Gelenke.

Verdauung und Stoffwechsel werden angeregt. Die Zwerchfellbewegungen massieren Leber, Magen und Darm, regen die Durchblutung der Leber und die Peristaltik von Magen und Darm an und damit eben die Verdauung.

Gleichzeitig werden Adrenalinausschüttung, Cholesterinstoffwechsel und Bluthochdruck reguliert.

Die Theorie des Taiji Quan ist eine Art orientalischer Philosophie mit einer mehr als 2000jährigen Geschichte. Wer Taiji Quan regelmäßig übt und die neuen wissenschaftlichen Erkenntnisse dabei nützt, dem steht ein wahrer Schatz an Erfahrung puncto Fitness, Vorbeugung und Heilung von Krankheiten zur Verfügung. Heute, in den Tagen des medizinischen Fortschrittes, betrachtet man es als eine effektive Methode zur Behandlung chronischer Erkrankungen. Man betrachtet es als eine Notwendigkeit, Taiji Quan in Spitälern, Sanatorien, Schulen, Fabriken und staatlichen Einrichtungen zu lehren. Taiji Quan ist weder verlassen noch vergessen, im Gegenteil, immer mehr Wissenschaftler beschäftigen sich damit und es wird in aller Welt immer beliebter. Wir Chinesen sind stolz darauf. Es ist unsere Pflicht, solche chinesischen Sportarten, die gesund und fit erhalten, in der ganzen Welt populär zu machen und damit unseren Beitrag zur Erleichterung von Krankheiten zu leisten.

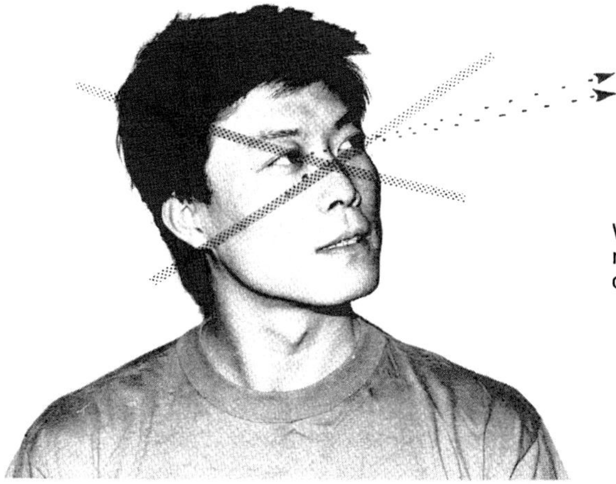

Wichtig ist auch beim Blick volle Konzentration nicht in der Gegend herumschauen, nicht verlegen das Köpfchen senken,

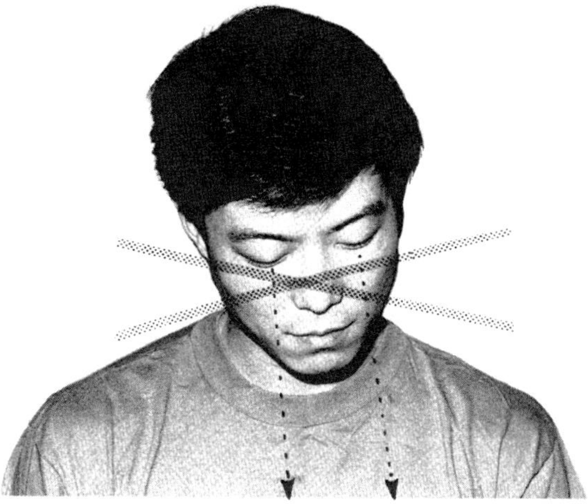

sondern aufrecht die vorgeschriebene Blickrichtung, die sich mit der Zeit – wie alles beim Taiji – von selbst ergibt, einhalten.

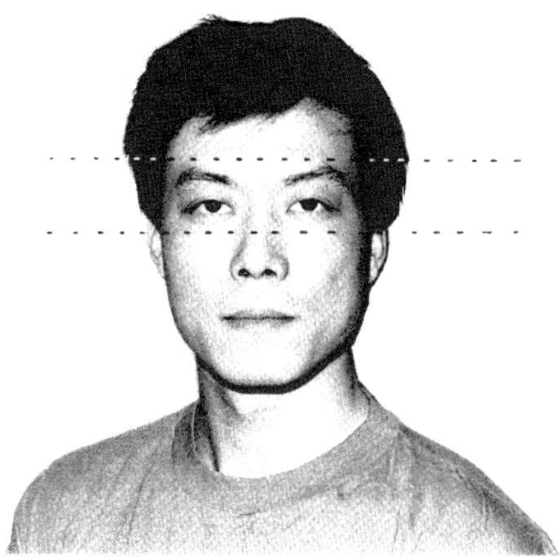

DER BLICK ist anfangs in die Unendlichkeit gerichtet.

VOR DEM ÜBEN UNBEDINGT ZU LESEN:

GRUNDPRINZIPIEN DES TAIJI QUAN

ALLE BEWEGUNGEN SIND

- ○ KONZENTRIERT AUF DIE AKTUELLE BEWEGUNG,
- ○ LOCKER,
- ○ LANGSAM und GLEICHMÄSSIG,
- ○ IM GLEICHEN TEMPO VON ANFANG BIS ENDE,
- ○ RUND oder BOGENFÖRMIG,
- ○ WEICH,
- ○ FLIESSEND,
- ○ GEHEN FLIESSEND INEINANDER ÜBER,
- ○ KOORDINIERT, d. h. Auge, Körper, Arme, Beine bewegen sich
- ○ GLEICHZEITIG und
- ○ HARMONISCH.

○ KONZENTRATION: Taiji Quan erfordert derartige Konzentration, daß während der Übungen kein Platz für andere Gedanken bleibt. Sie sollen sich dabei jeder, auch der nebensächlichsten Bewegung und damit Ihres Körpers bewußt werden.

Zhang Xiao Ping konzentriert sich schon vor dem Beginn einige Augenblicke, und dann gibt es nur mehr Taiji. Er nennt dieses Eintauchen in die volle Konzentration „entrance into silence", also Eintritt in die Stille.

JEDE BEWEGUNG HAT IHRE BEDEUTUNG. Es gibt kein zufälliges Herumfuchteln und kein „Schwindeln" beim Taiji. Jede Bewegung ist festgelegt – von Kopf bis Fuß, vom Auge bis zur Zehe.

○ DER BLICK ist anfangs in die Unendlichkeit gerichtet, aber während der Übungen wechselt die Blickrichtung immer wieder. Wichtig ist auch beim Blick volle Konzentration: nicht in der Gegend herumschauen, nicht verlegen das Köpfchen senken, sondern aufrecht die vorgeschriebene Blickrichtung, die sich mit der Zeit – wie alles beim Taiji – von selbst ergibt, einhalten.

○ HALTUNG: Aufrecht, locker, natürlich. Statt „Bauch hinein, Brust heraus!" Schultern vorfallen lassen, nicht nach vorne oder nach hinten umfallen.

Popo nicht herausstrecken sondern einziehen.

Keine Extremhaltungen wie Ballettfuß oder „Stillgestanden".

Das Kinn soll leicht eingezogen sein, damit der höchste Punkt des Kopfes direkt über die Mitte des Schrittes kommt – dann nämlich ist die Körperachse wirklich aufrecht.

Der höchste Punkt auf dem Kopf liegt auf der Verbindungslinie zwischen den höchsten Punkten der Ohrmuscheln. Er entspricht einem Akupunkturpunkt namens Baihui, das heißt 100 Krankheiten. Die Zungenspitze soll den Gaumen berühren, „damit kein Qi verlorengeht", sagt unser Meister.

Der KOPF ist aufrecht, der NACKEN entspannt und natürlich.

○ TEMPO: Alle Bewegungen werden ganz LANGSAM, in Zeitlupentempo ausgeführt, dadurch werden die Muskeln, v. a. aber die Körperbeherrschung trainiert.

Von Anfang bis Ende muß EIN Tempo gehalten werden, Tempowechsel stört bei dieser Form des Taiji die Harmonie.

○ DIE BEWEGUNG IST RUND UND RUHIG. Jede Armbewegung, jede Armhaltung basiert auf Kreis oder Bogen.

Nicht auf und ab wippen! Taiji ist kein Ballett! Von der Eingangsübung an sollen die Knie leicht gebeugt bleiben, also nicht ruck- oder wellenartig auf und abgehen; der Kopf soll während aller Übungen – ausgenommen Fersenstoß und Schlangenbewegung – in der gleichen Höhe bleiben.

Die TAILLE ist die Körperachse, von der alle Bewegungen ausgehen, z. B. bei Drehbewegungen nicht Hände oder Kopf allein drehen, sondern immer an das Zusammenspiel der Bewegungen von Kopf, Körper und Gliedmaßen denken!

○ BEWEGUNGSFLUSS: Die Kontinuität der Bewegungen ist ein ganz wichtiges Merkmal des Taiji. Während der 24 Übungen gibt es keinen echten Stillstand, höchstens ein Herzschlag-langes Innehalten. Wohl ist jede Bewegung für sich abgeschlossen, geht aber fließend in die nächste Übung über. Abgehacktes Praktizieren einzelner Passagen ist KEIN Taiji!

○ KOORDINATION und HARMONIE: Im Text sind die einzelnen Bewegungen für Hand, Fuß, Körper, Rumpf, Auge etc. einzeln beschrieben; wenn es aber heißt „gleichzeitig", dann ist das wörtlich gemeint: Das Wesentliche an Taiji ist die Harmonie der Bewegung von Augen, Kopf, Körper, Armen und Beinen.

○ ÜBEN, ÜBEN, ÜBEN! „Der Weg ist das Ziel" heißt eine alte Weisheit, die insbesondere für Taiji gilt. Freuen Sie sich am Üben und am Lernen und ärgern Sie sich nicht, wenn Sie sich den Ablauf nicht gleich merken oder wenn Sie die eine oder andere Übung nicht gleich zusammenbringen: Taiji kann man nicht an einem Tag oder in einer Woche lernen, das heißt, vielleicht merkt sich der eine oder der andere außerordentlich Begabte recht und schlecht den Ablauf; aber das Versinken in der Bewegung, das Mitfließen, das kommt erst im Lauf der Zeit. Übrigens: auch die ganz großen Meister üben jeden Tag. Und wenn sie keine Gelegenheit zum richtigen Üben haben, dann denken sie den Bewegungsablauf durch. Und das sollten Sie auch tun: nicht nur körperlich üben sondern auch mental trainieren; übrigens ist dieses mentale Taiji eine gute Übung gegen die Schlaflosigkeit.

IMMER WIEDERKEHRENDE BEWEGUNGEN, POSITIONEN UND NATURMASSE

Und jetzt – auf in die Praxis des Taiji Quan!

Lesen Sie bitte dieses Kapitel ganz genau bevor Sie sich mit den einzelnen Übungen beschäftigen.

Einige Stellungen und Bewegungen wiederholen sich mehrfach. Weil im Bildtext zu wenig Platz ist, beschreiben wir sie in diesem Kapitel ausführlich.

○ VORWÄRTSGEHEN: Der AUSFALLSCHRITT ist DER TAIJI-SCHRITT schlechthin. Er soll katzenartig langsam ausgeführt werden. Meister Zhang Xiao Ping hat für einen Wettbewerb nur diesen Schritt einen vollen Monat lang geübt. Das soll alle trösten, die ein bißchen länger brauchen, um Taiji zu erlernen. Den Ausfallschritt gibt es nach links oder rechts vorwärts; er endet mit der Schützestellung.

- Der belastete Fuß wird als YANG-FUSS, der unbelastete als YIN-FUSS bezeichnet.
- DIE LÄNGE DES SCHRITTES vorwärts wird durch die Länge der Beine bestimmt: Das Knie des belasteten Beines soll über den Zehenspitzen sein. Ist der Schritt zu groß, ist das Knie vor den Zehen; ist der Schritt zu klein, ist das Knie hinter den Zehen.
- FUSSABSTAND BEIM SCHRITT VORWÄRTS UND BEI DER SCHÜTZESTELLUNG: die Fersen sollen gegeneinander seitlich um eine gute Faust – bis zu einer Schuhbreite versetzt sein.

Literatur:

Chen Xinnong (Hrsg.): Chinese Acupuncture and Moxibustion. Foreign Language Press, Beijing 1987

China im Aufbau: Schattenboxen leicht gemacht. Aus der Reihe „Die große Mauer", Guoji Shudian, Fremdsprachendruckerei, Beijing Juli 1983

Fung Yulan: Short History of Chinese Philosophy. The Free Press, New York, Collier MacMillan Ltd., London, Erstausgabe 1948, 1966 Paperback

Feifel P. Eugen: Geschichte der chinesischen Literatur. Dargestellt nach Nagasawa Kikuya: Shina Gakujutsu Bunggeishi. Darmstadt, Wissenschaftliche Buchgesellschaft, 2. Aufl. 1959, S. 154–155

Franke Herbert/Trauzelltel Rolf: Das Chinesische Kaiserreich. Fischer Weltgeschichte Bd. 19, Fischer Taschenbuchverlag, Frankfurt a.M., 1. Auflage 1968, 1988

Granet Marcel: Das chinesische Denken. Suhrkamp Taschenbuch Wissenschaft 519, Frankfurt a. M., Erste Auflage 1985. Originalausgabe: La pensee chinoise. Albin Michel Verlag, Paris

Hoffmann Kaye/Redl Franz: Tao – Tanz. Die fünf Wandlungsstufen menschlichen Bewußtseins. Oktopus Verlag, Erich Skrleta, Wien 1990

Huangdi Neijing Suwen: Innerer Klassiker des gelben Kaisers, elementare Fragen (ca. 300–100 v. Chr.). Chongguang Buzhu Huangdi Suwen. Übersetzungen v. a. von Schnorrenberger, Van Nghi, Veith (siehe dort)

Jiao Guorui: Das Spiel der 5 Tiere. Medizinisch Literarische Verlagsgesellschaft mbH Uelzen, 1992

Kaptchuk, Ted: Das große Buch der Chinesischen Medizin. Scherz Verlag, Bern, München, 1990. Titel des Originals: The Web Has No Weaver. Understanding Chinese Medicine. Copyright 1983

König G., Wancura I.: 100 Jahre in Gesundheit leben. Maudrich Verlag Wien, München, Bern 1989

Kubiena G.: Kleine Klassik für die Akupunktur. Karl F. Haug Verlag, Heidelberg, 1989

Kubiena G., Meng A., Petricek E., Petricek U.: Handbuch der Akupunktur – der traditionell chinesische und der moderne Weg. Orac-Verlag, Wien 1991

Kubiena G.: Bewegungsmangel – Taiji ist einen Versuch wert. Dt. Z. Akupunktur, 37, 1, 1994, S. 21–24.

Ladstätter Otto, Linhart Sepp: China und Japan. Die Kulturen Ostasiens. Verlag Carl Ueberreuter, Wien, Heidelberg 1983

Liu Bing Quan (Kompilator): Optimum Time for Acupuncture. A Collection of Traditional Chinese Chronotherapeutics. Shandong Science and Technology Press 1988

Lin Yutang (Hrsg.): Die Weisheit des Laotse. Fischer Taschenbuch Verlag, Frankfurt a.M., 1. Auflage 1955, 3. Auflage 1976

Schmidt Glintzer Helwig: Geschichte der Chinesischen Literatur. Scherz Verlag, Bern, München, Wien 1991

Schwarz Ernst (Hrsg. und Übersetzer): Laudse Daudedsching. Verlag Philipp Reclam jun., Leipzig 1978.

Sima Qian (ca. 145–90 v. Chr.): Shiji (Historische Annalen) zit. bei Liu Bing Quan 36 ff.

Schnorrenberger C./Kiang Ching-Lien (Hrsg. und Übersetzer): Klassische Akupunktur Chinas. Ling Kü King. Des gelben Kaisers Lehrbuch der inneren Medizin, 2. Teil. Stuttgart, Hippokrates Verlag 1974

Van Nghi, Nguyen: Hoang Ti Nei King So Ouenn. Deutsche Übersetzung aus dem Französischen: Heinke Wolfgang, Uelzen, Medizinisch Literarische Verlagsgesellschaft mbH, 1977, 1984

Veith Ilza: The Yellow Emperor's Classic of Internal Medicine. New Edition, University of California Press 1949 und 1972. Zit. b. Van Nghi.

BILDTEIL A
(Legende siehe Seite 46)

AUSFALLSCHRITT LINKS
SCHÜTZESTELLUNG LINKS
AUSFALLSCHRITT RECHTS
SCHÜTZESTELLUNG RECHTS
ZURÜCKSETZEN LINKS UND FUSSDREHUNG RECHTS
ZURÜCKSETZEN RECHTS UND FUSSDREHUNG LINKS
DER LEERE SCHRITT
DER SCHRITT RÜCKWÄRTS
BALLHALTUNG RECHTS
BALLHALTUNG LINKS
DIE TAIJI-HAND
DIE TAIJI-FAUST

Die HALTUNG:

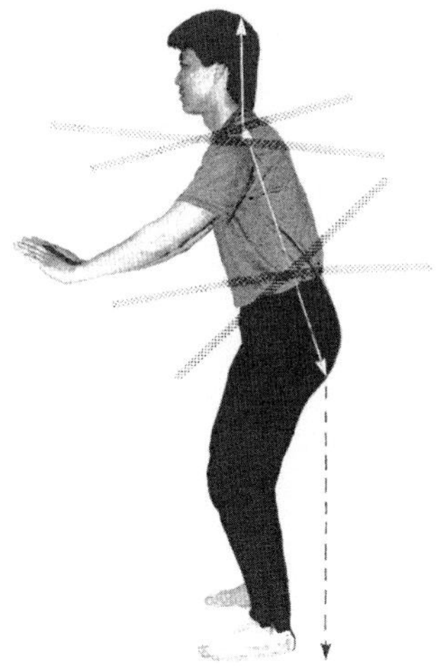

Vergessen Sie auf „Bauch hinein, Brust heraus"! Schultern vorfallen lassen; aber nicht nach vorne, oder nach hinten umfallen.
Popo nicht herausstrecken sondern einziehen.

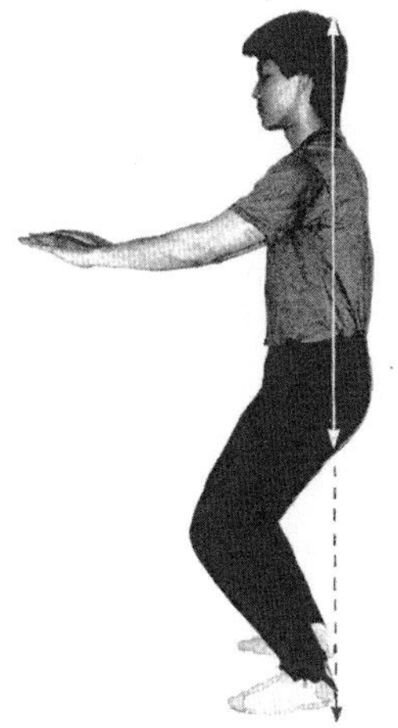

Die Haltung ist aufrecht, locker, natürlich.
Das Kinn soll leicht eingezogen sein, damit der höchste Punkt des Kopfes direkt über die Mitte des Schrittes kommt – dann nämlich ist die Körperachse wirklich aufrecht.

Beispiele: Der Ausfallschritt links

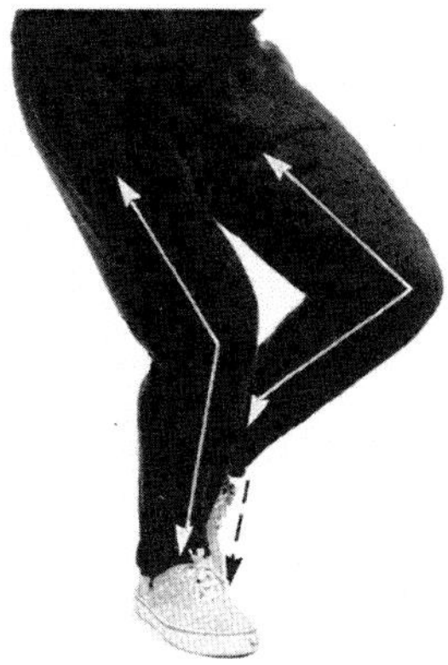

Ausgangsposition: Das GEWICHT ist auf dem RECHTEN BEIN; DIE LINKE FUSS-SPITZE ist auf Höhe der rechten Ferse; BEIDE KNIE sind leicht gebeugt, das linke Knie naturgemäß etwas stärker.

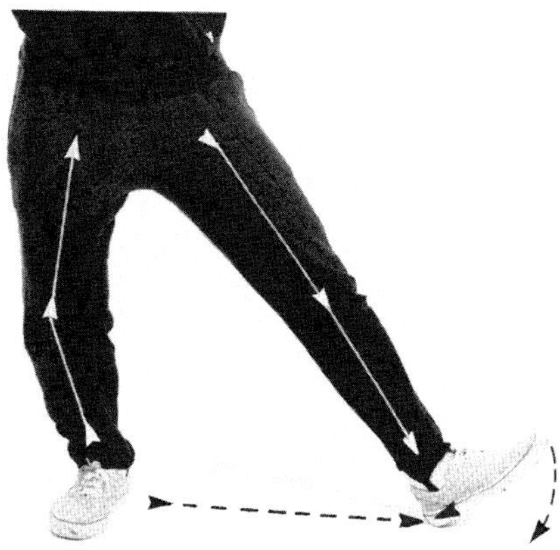

DAS LINKE KNIE leicht anheben, Unterschenkel nach vorwärts strecken, fast schieben; den LINKEN FUSS dabei nicht zu hoch heben, das GEWICHT ist noch immer auf dem RECHTEN FUSS. LINKE FERSE zuerst aufsetzen;

Die Schützestellung links

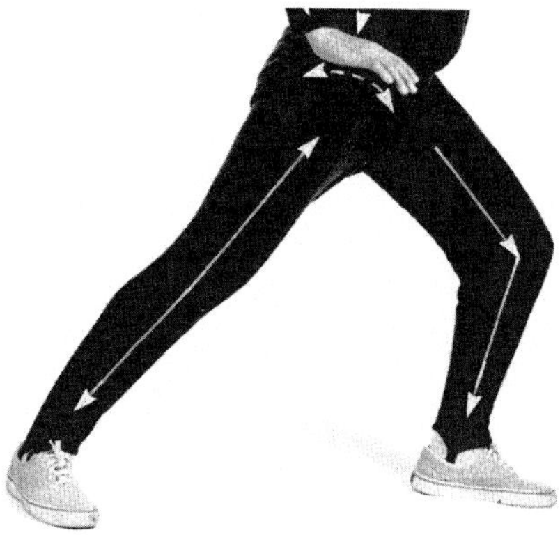

Das Gewicht ist zu 80% auf dem vorderen LINKEN BEIN, zu 20% auf dem hinteren RECHTEN BEIN. Wenn die Länge des Schrittes korrekt war, dann ist das vordere LINKE KNIE senkrecht über der linken Fußspitze.

Der Ausfallschritt rechts

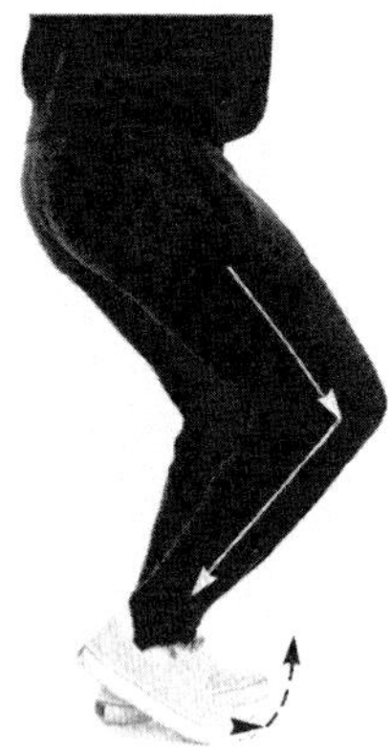

Ausgangsposition: Das Gewicht ist auf dem LINKEN BEIN; DIE RECHTE FUSS-SPITZE ist auf Höhe der linken Ferse; BEIDE KNIE sind leicht gebeugt, das rechte naturgemäß etwas stärker.

Der Ausfallschritt links

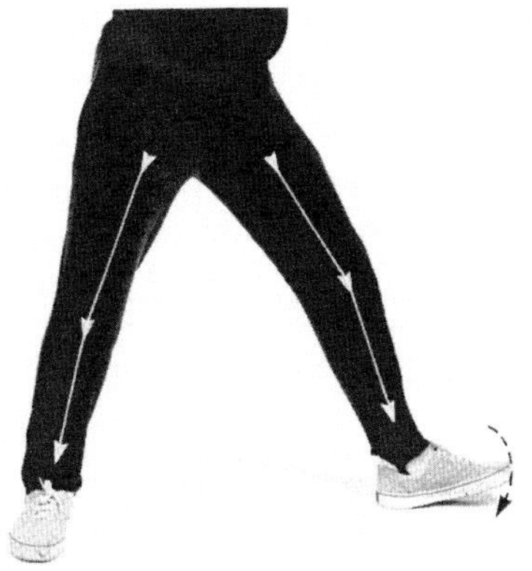

erst jetzt das GEWICHT auf den LINKEN FUSS verlagern durch langsames Abrollen über die linke Sohle . . .

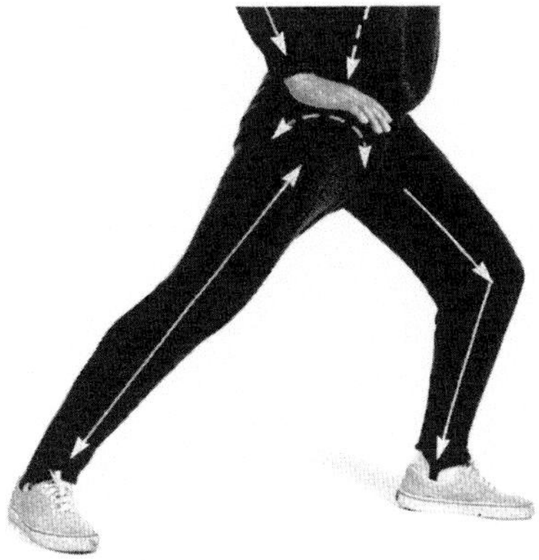

. . . von der Ferse bis zu den Zehen und durch BEUGEN VON HÜFTE UND KNIE LINKS; dadurch streckt sich das RECHTE KNIE locker nach hinten und es entsteht . . .

Der Ausfallschritt rechts

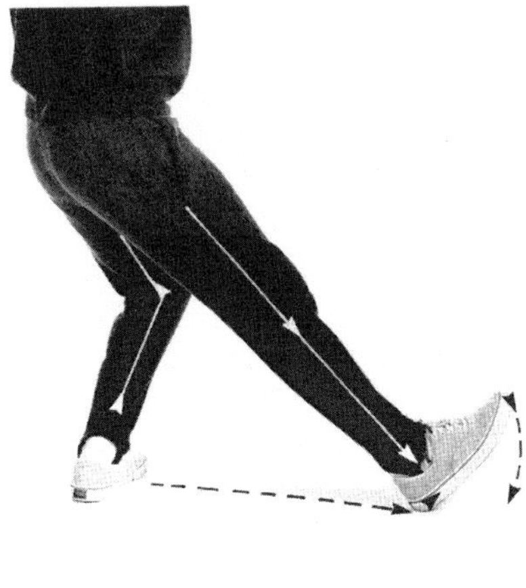

DAS RECHTE KNIE leicht anheben, Unterschenkel nach vorwärts strecken, fast schieben; den RECHTEN FUSS dabei nicht zu hoch heben, das GEWICHT ist noch immer auf dem LINKEN FUSS.
RECHTE FERSE zuerst aufsetzen, . . .

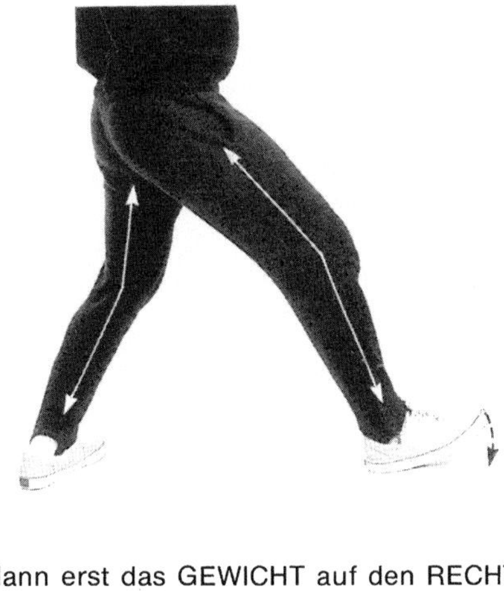

. . . dann erst das GEWICHT auf den RECHTEN FUSS verlagern durch langsames Abrollen über die Sohle von der Ferse bis zu den Zehen und durch BEUGEN VON HÜFTE UND KNIE RECHTS;
dadurch streckt sich das LINKE KNIE locker nach hinten und es entsteht . . .

Die Schützestellung rechts

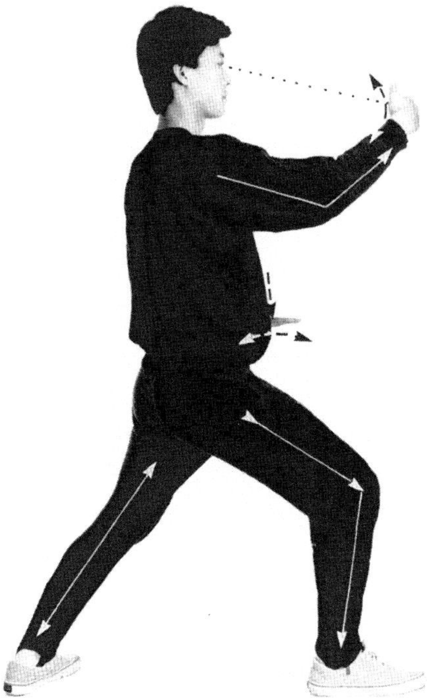

Das GEWICHT ist zu 80% auf dem vorderen RECHTEN BEIN, zu 20% auf dem hinteren LINKEN BEIN. War die Schrittlänge richtig, dann ist das Knie oberhalb der Zehenspitzen.
Das VORDERE BEIN ist in Knie und Hüfte gebeugt, das HINTERE BEIN ist locker, natürlich gestreckt;
Auf die Schützestellung folgt in den Übungen 2 und 4 jeweils . . .

Zurücksetzen rechts und Fußdrehung links

Achtung: Popo nicht herausstrecken immer daran denken: Popo hinunter!

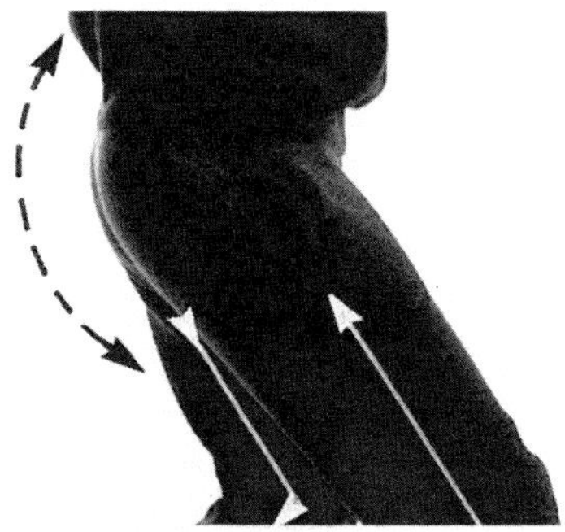

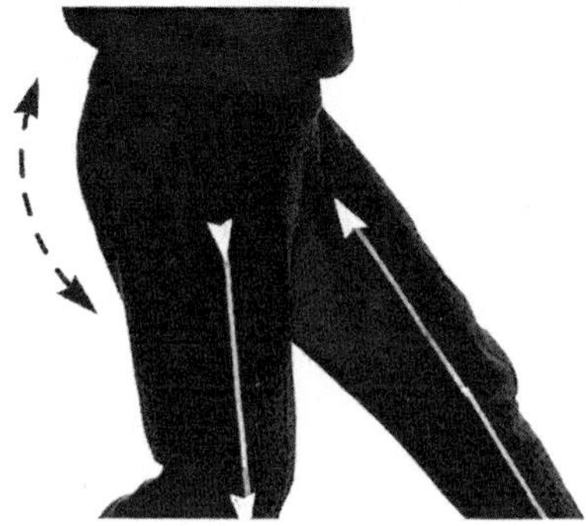

Zurücksetzen links und Fußdrehung rechts

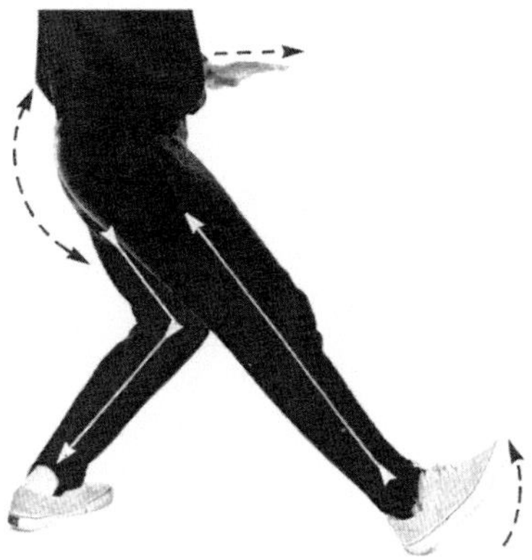

AUS DER SCHÜTZESTELLUNG RECHTS das GEWICHT langsam auf den LINKEN FUSS zurückverlagern durch „Zurücksetzen", LINKES KNIE und LINKE HÜFTE beugen.

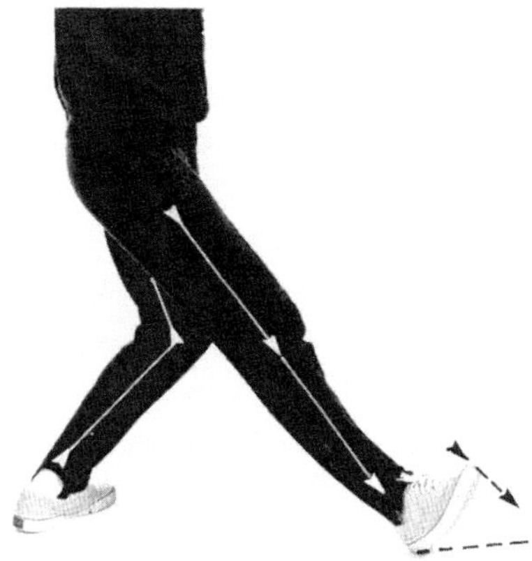

Dadurch bedingt, streckt sich das vordere RECHTE KNIE, der RECHTE FUSS bleibt in Hakenstellung, die Ferse bleibt am Boden, dadurch hebt sich die RECHTE FUSS-SPITZE.
Anschließend wird die entlastete RECHTE FUSS-SPITZE nach außen gedreht, so daß sie zur Gehrichtung einen Winkel von ca. 45 Grad bildet.

Schützestellung rechts und Fuß beiziehen

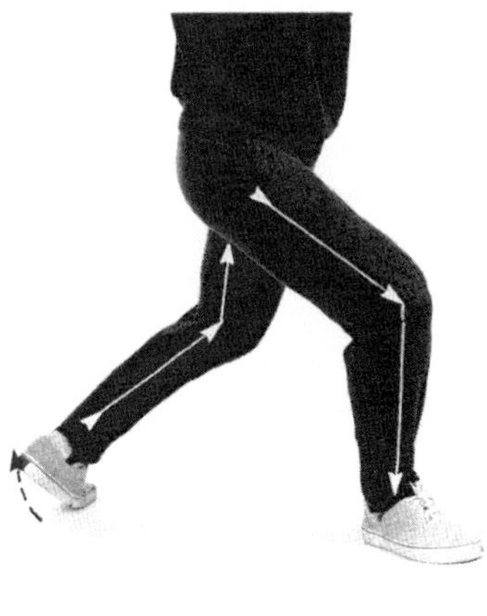

HÜFTE UND KNIE RECHTS beugen, ABROLLEN ÜBER DIE RECHTE FUSS-SOHLE von Ferse zu Spitze. Das LINKE BEIN streckt sich locker nach hinten und wird anschließend beigezogen, bis . . .

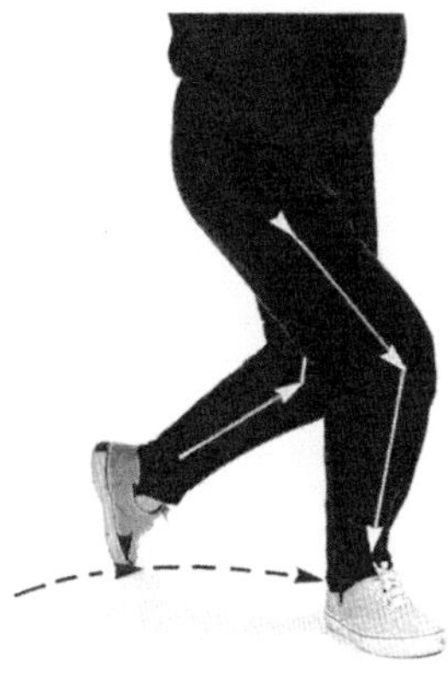

. . . die LINKE FUSS-SPITZE auf Höhe der RECHTEN FERSE kommt.

Schützestellung links

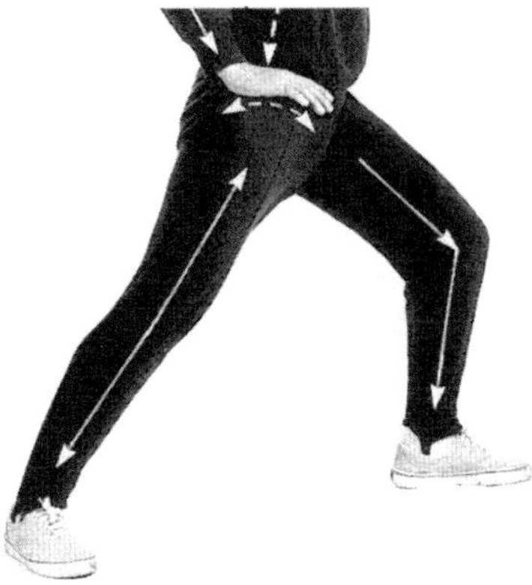

AUS DER SCHÜTZESTELLUNG LINKS:
Gewicht 80% auf dem vorderen, gebeugten LINKEN BEIN, 20% auf dem hinteren RECHTEN BEIN. LINKES KNIE oberhalb der linken Zehenspitze. . . .

Zurücksetzen rechts, Fußdrehung links

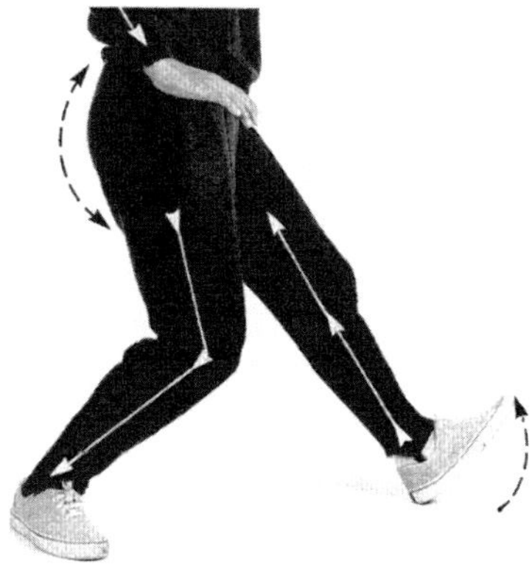

ZURÜCKSETZEN, GEWICHT langsam auf den RECHTEN FUSS rückwärts verlagern; die LINKE FUSS-SPITZE hebt sich; die LINKE FERSE bleibt auf dem Boden.
Anschließend wird die entlastete LINKE FUSS-SPITZE in einem Winkel von 45 Grad zur Gehrichtung nach außen gedreht.

Der leere Schritt links

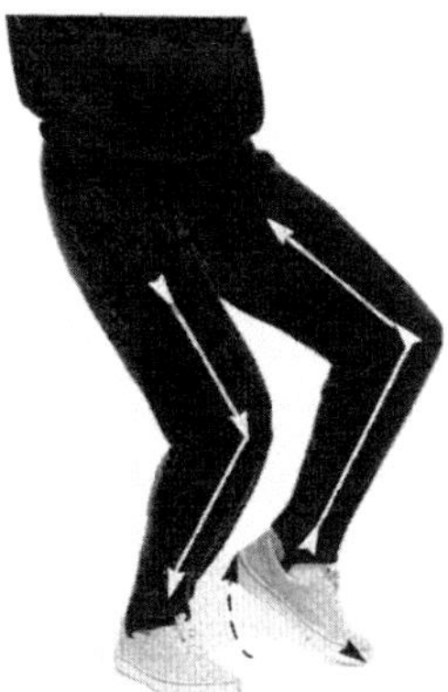

Ein unvollendeter Schritt, meist nur die Fußspitze (einmal allerdings auch die Ferse) des Spielbeines wird nur leicht vor dem Körper auf den Boden gesetzt;

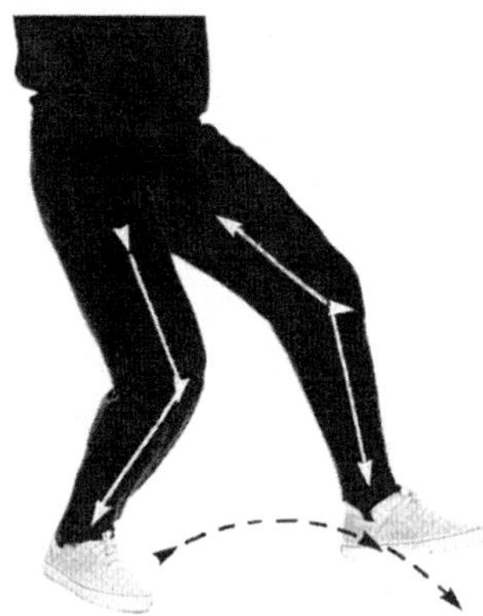

80% des GEWICHTES bleiben auf dem hinteren, nur 20% GEWICHT werden auf das vordere Bein verlegt.

Schützestellung links

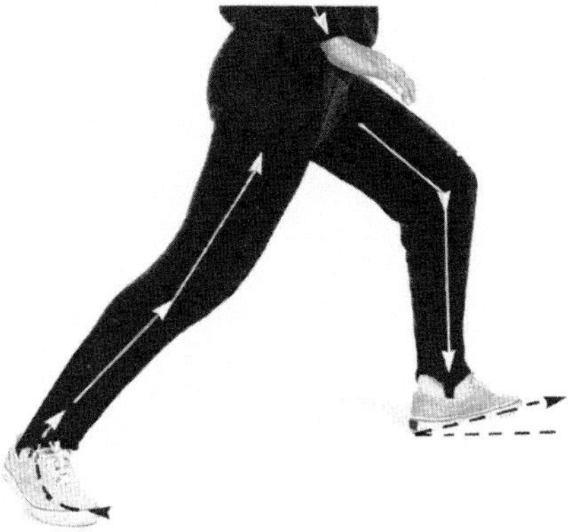

GEWICHT wieder nach vorne, auf den LINKEN FUSS verlagern, HÜFTE UND KNIE LINKS beugen, ABROLLEN ÜBER DIE LINKE FUSS-SOHLE von Ferse zu Spitze. Das RECHTE BEIN streckt sich locker nach hinten . . .

Rechten Fuß beiziehen

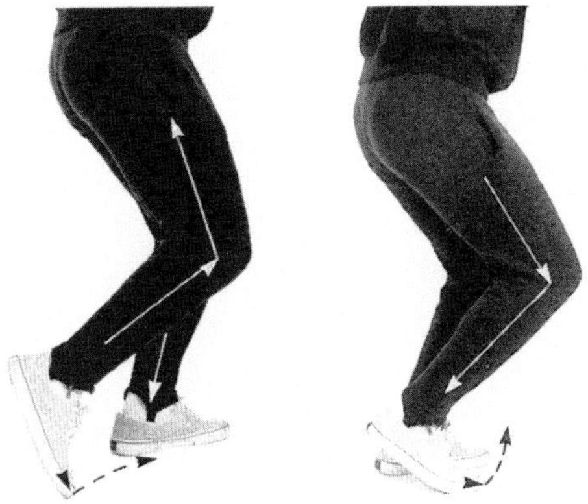

. . . und wird anschließend beigezogen, bis die RECHTE FUSS-SPITZE auf Höhe der LINKEN FERSE kommt.

Der Schritt rückwärts

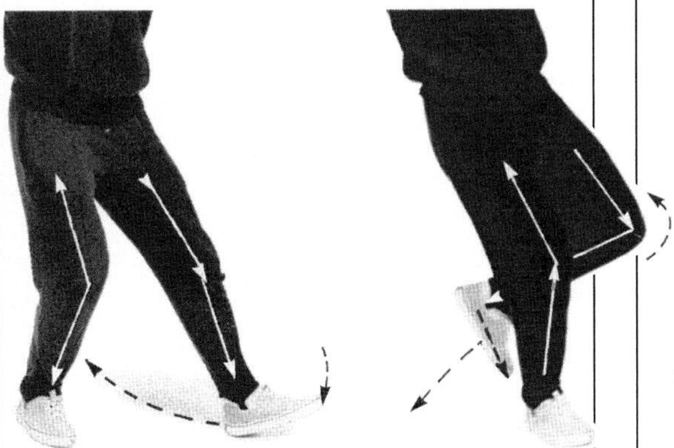

FUSS-SPITZE zuerst aufsetzen!

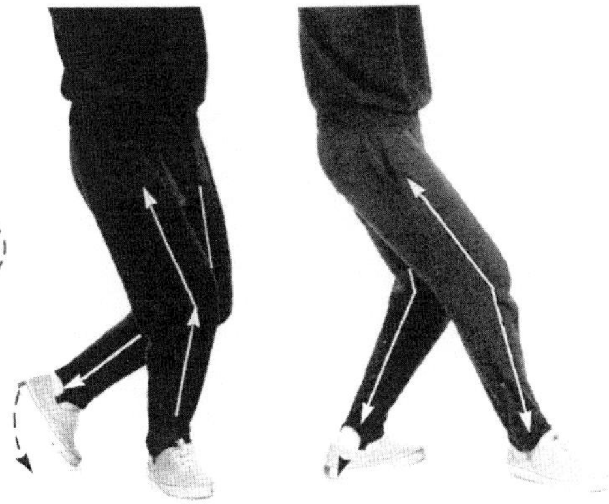

Ballhaltung rechts

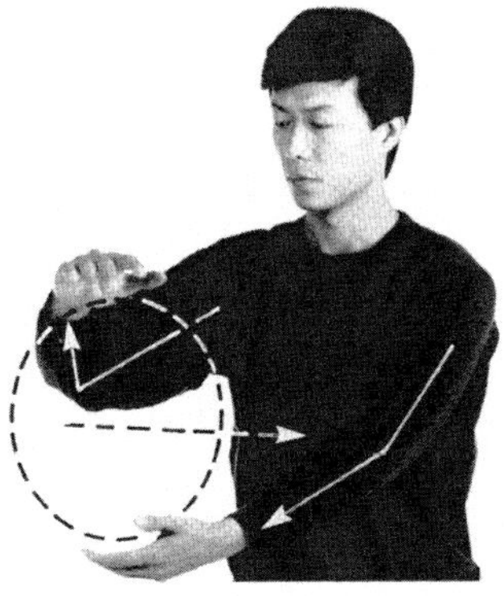

Die Hände werden locker vor dem Körper gehalten, die obere (hier die rechte) Hand in Brust-, die untere (hier die linke) Hand in Hüfthöhe. Die Handflächen sind einander zugewandt.

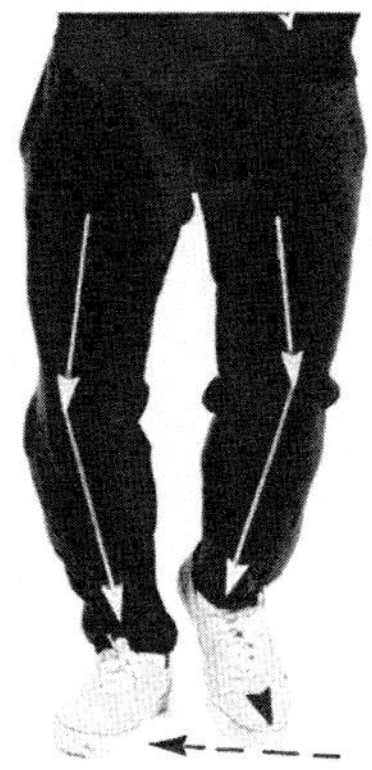

GEWICHT zu 80% STANDBEIN (Yang-Fuß), hier rechts, zu 20% auf dem SPIELBEIN (Yin-Fuß), hier links.

Ballhaltung falsch

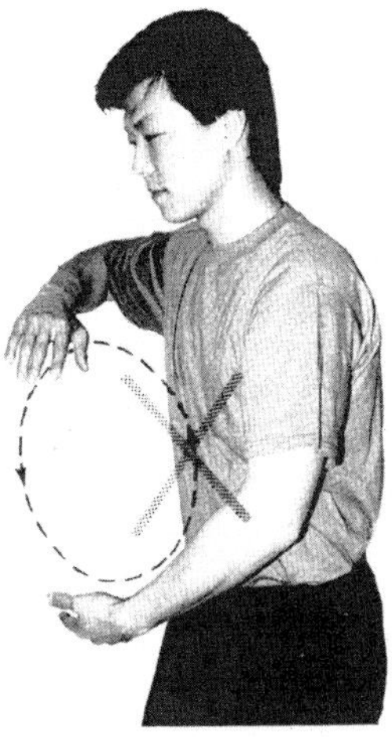

Ballhaltung richtig

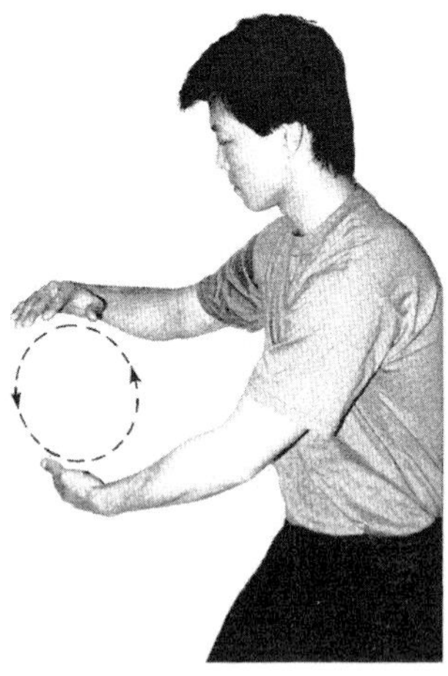

Ballhaltung links

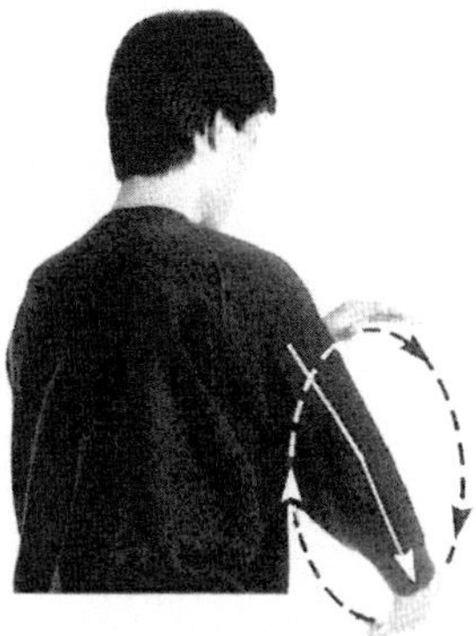

LINKE HAND links oben in Brusthöhe, RECHTE HAND unten in Hüfthöhe vor dem Körper links.

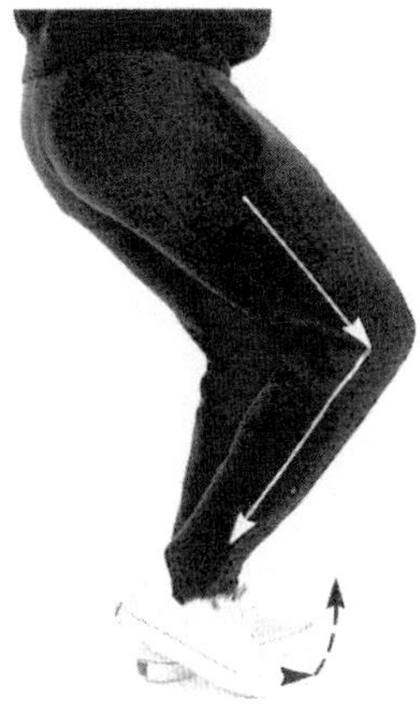

GEWICHT zu 80% auf dem LINKEM FUSS, 20% auf dem RECHTEN FUSS;

Schulter nicht hochziehen!

Hände nicht zu nahe am Körper! Sie sollen ja einen Ball halten und der braucht auch Platz!

Die untere Hand muß wirklich unterhalb der oberen sein, sonst fällt der Ball hinunter!

Stellen Sie sich vor, der Ball entspräche Ihrer eigenen Energie!

MERKE:

BALLHALTUNG immer auf der Seite des STANDBEINES;

BALLHALTUNG RECHTS: RECHTE HAND OBEN;

BALLHALTUNG LINKS: LINKE HAND OBEN.

Peitsche rechts

... erst jetzt das GEWICHT auf den LINKEN FUSS verlagern durch langsames Abrollen über die linke Sohle ...

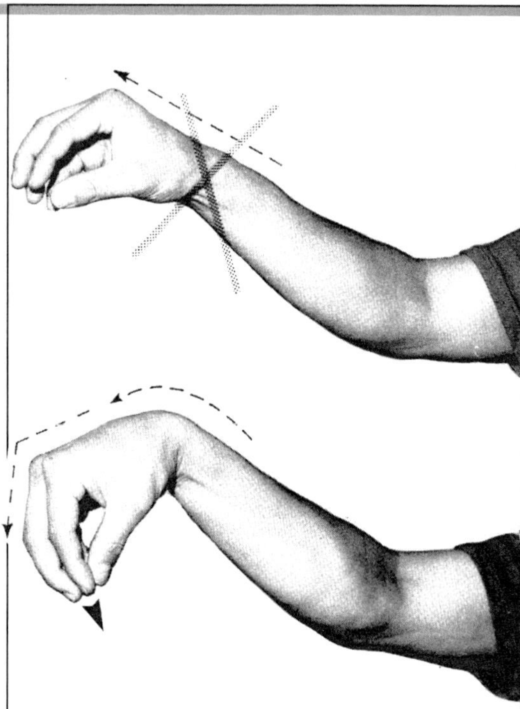

Die Taiji-Hand

Hand 1: Beim Peking-Stil ist die Handhaltung locker, das Handgelenk entspannt.

Nicht die Finger spreizen,

nicht das Handgelenk überstrecken!

Die Taiji-Faust

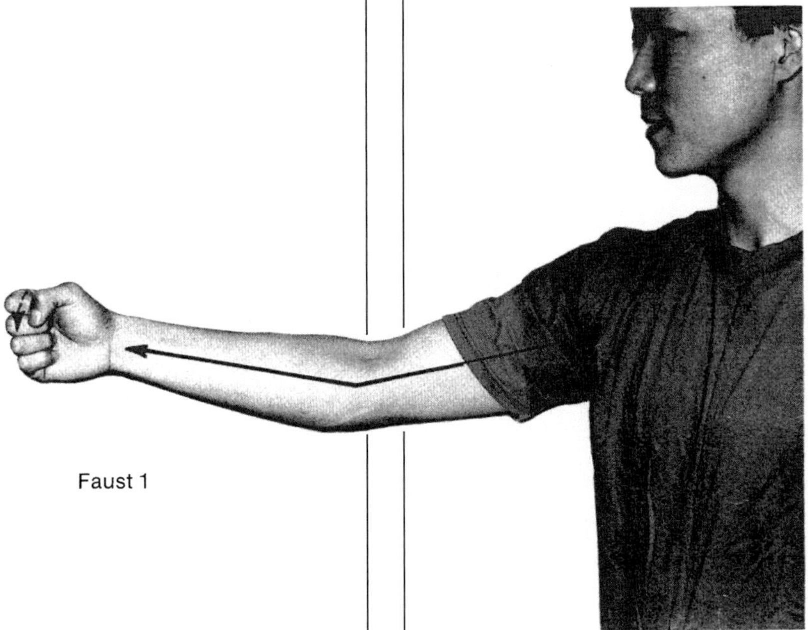

Faust 1

Die Taiji-Faust ist eine lockere Faust, Daumen liegt außen, über dem mittleren Glied von Zeige- und Mittelfinger.

falsch

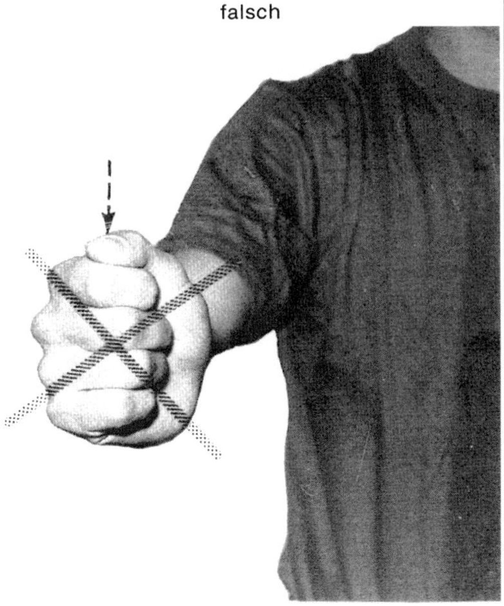

Faust 2

richtig

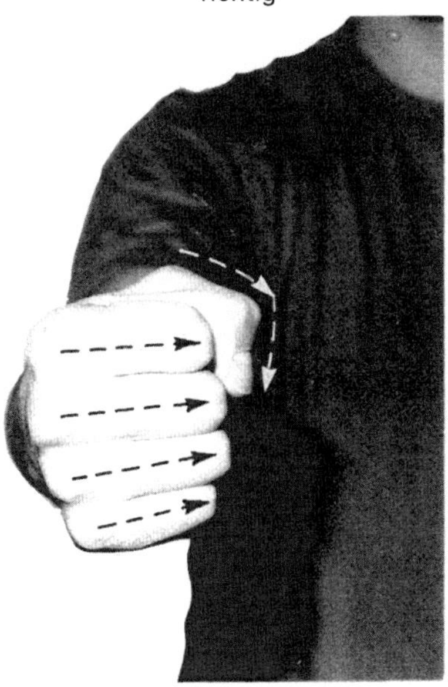

Faust 3

LEGENDE – VERSUCH EINER „GEBRAUCHSANWEISUNG“ FÜR DIESES BUCH

PFEILE: DIE AUSGEZOGENEN WEISSEN PFEILE, die in Arme und Beine hineingezeichnet sind, zeigen die GEWICHTSVERTEILUNG und die BEUGUNG DER GELENKE an. Auf manchen Bildern entsteht durch die perspektivische Verzerrung der Eindruck einer gewissen Eckigkeit – lassen Sie sich dadurch nicht beirren – im Taiji sind alle Bewegungen rund, es gibt keine spitzwinkelig abgebogenen Gelenke.

DIE STRICHLIERTEN PFEILE, egal ob schwarz oder weiß, zeigen die Richtung der Bewegung an. Zeigt der Pfeil von Hand oder Fuß weg, dann bedeutet er die nächste Bewegung; geht der Pfeil auf Hand oder Fuß zu, dann beschreibt er die soeben vollendete Bewegung.

PUNKTIERTE LINIEN zeigen die Blickrichtung an.

DREHUNGEN: In der kleinen WINDROSE, die jedem Bild beigefügt ist, sehen Sie die Richtung der Körperdrehung eingezeichnet.

Auch wenn Sie durch die räumlichen Gegebenheiten nicht wirklich nach Süden schauen können, stellen Sie sich bitte vor, daß Sie zu Beginn und Ende der 24 Übungen nach Süden schauen. Das hat einen praktischen Grund: Taiji-Bewegungen mit Worten zu beschreiben ist u. a. deshalb so schwierig, weil sich die Marschrichtung immer wieder ändert. Als Orientierungshilfe kann man beispielsweise das Zifferblatt einer Uhr verwenden; einfacher geht es mit den Himmelsrichtungen.
Deshalb prägen Sie sich bitte ein:
AM ANFANG ist

HINTEN = NORDEN
VORNE = SÜDEN
LINKS = OSTEN
RECHTS = WESTEN

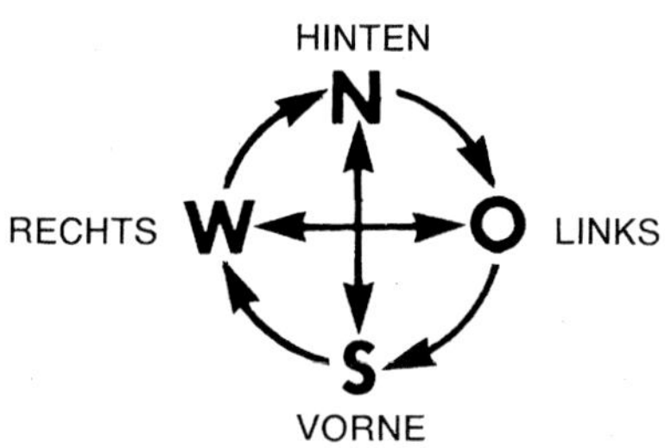

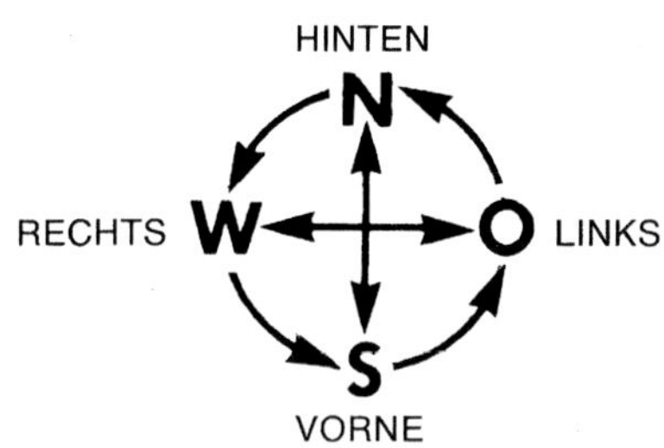

BILDTEIL B

DIE 24 ÜBUNGEN DER PEKING-SCHULE, YANG-STIL.

1. ÜBUNG: EINGANGSFORM – FUSS BEIZIEHEN UND EINEN BALL HALTEN
Bild 1–8
2. ÜBUNG: DIE MÄHNE DES WILDEN PFERDES GLEICHMÄSSIG TEILEN
Bild 9–32
3. ÜBUNG: DER WEISSE KRANICH BREITET SEINE FLÜGEL AUS
Bild 33–36
4. ÜBUNG: DAS KNIE BÜRSTEN UND DIAGONALE SCHRITTE
Bild 37–54
5. ÜBUNG: DIE HARFE SCHLAGEN
Bild 55–58
6. ÜBUNG: ZURÜCKGEHEN UND ARME WIRBELN (DIE AFFEN VERJAGEN)
Bild 59–79
7. ÜBUNG: HASCHEN NACH DEM VOGELSCHWANZ NACH LINKS
Bild 80–94
8. ÜBUNG: HASCHEN NACH DEM VOGELSCHWANZ NACH RECHTS
Bild 95–107
9. ÜBUNG: DIE EINZELNE PEITSCHE
Bild 108–115
10. ÜBUNG: HÄNDE IM WOLKENFLUSS – WOLKENHÄNDE
Bild 116–130
11. ÜBUNG: DIE EINZELNE PEITSCHE
Bild 131–135
12. ÜBUNG: DEN HALS DES PFERDES KLOPFEN
Bild 136–138
13. ÜBUNG: FERSENSTOSS RECHTS
Bild 139–145
14. ÜBUNG: SCHLAG AUF BEIDE OHREN MIT DEN FINGERKNÖCHELN
Bild 146–149
15. ÜBUNG: DREHUNG UND FUSSTRITT LINKS
Bild 150–155
16. ÜBUNG: ABWÄRTSBEWEGUNG UND AUF EINEM BEIN STEHEN (DER GOLDENE HAHN STEHT AUF EINEM BEIN) LINKS
Bild 156–162
17. ÜBUNG: ABWÄRTSBEWEGUNG UND AUF EINEM BEIN STEHEN (DER GOLDENE HAHN STEHT AUF EINEM BEIN) RECHTS
Bild 163–169
18. ÜBUNG: WEBEN NACH BEIDEN SEITEN (DAS FENSTER ÖFFNEN UND ZU DEN STERNEN SCHAUEN)
Bild 170–179
19. ÜBUNG: DIE NADEL AUF DEM MEERESGRUND
Bild 180–183
20. ÜBUNG: EIN ARM SCHNELLT VOR
Bild 184–186
21. ÜBUNG: DREHUNG, ABWEHR NACH UNTEN, PARIEREN UND ZUSTOSSEN
Bild 187–192
22. ÜBUNG: SICHTBARES SCHLIESSEN DER REIHEN
Bild 193–200
23. ÜBUNG: KREUZEN DER HÄNDE
Bild 201–207
24. ÜBUNG: SCHLUSS
Bild 208–221

1. Übung: Eingangsform – Fuß beiziehen und einen Ball halten

1

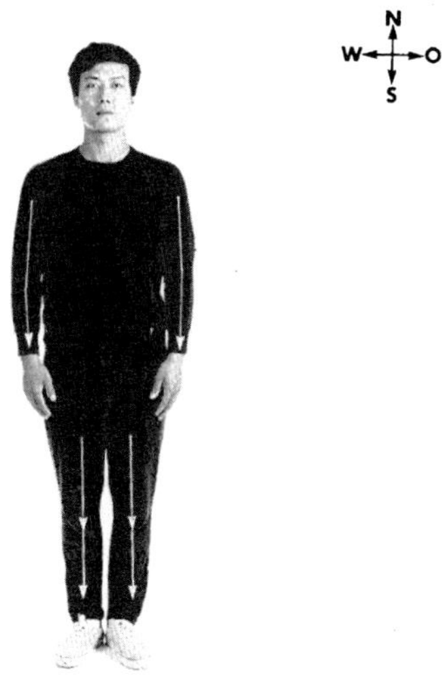

Vor dem Anfang locker stehen. Siehe Haltung, S 23. AUGE und KÖRPER schauen nach SÜDEN. Die Füße sollen parallel zueinander stehen, etwa eine faustbreit voneinander entfernt. Schultern locker vorfallen, Arme locker hängen lassen. Die Zungenspitze soll den Gaumen berühren, „damit kein Qi verlorengeht", sagt unser Meister. Das GEWICHT ist auf beide Beine gleichmäßig verteilt. BLICK geradeaus.

2

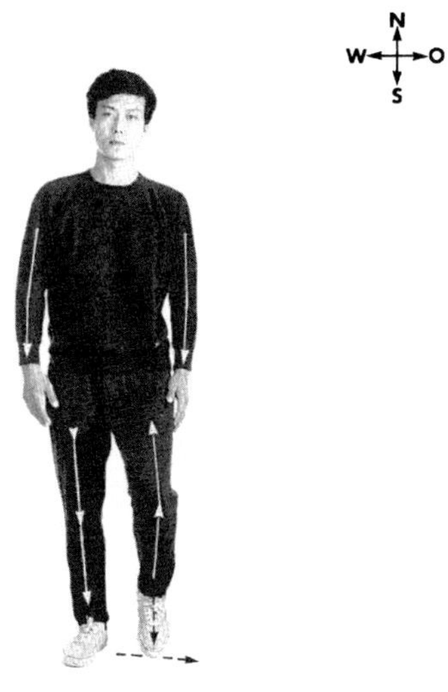

Und jetzt beginnt's:
DER LINKE FUSS soll eine Schulterbreite neben den rechten gestellt werden.
Dazu zuerst das Gewicht auf das RECHTE BEIN verlagern; LINKEN FUSS durch Abbeugen im linken Hüft- und Kniegelenk anheben;

1. Übung: Eingangsform – Fuß beiziehen und einen Ball halten

5

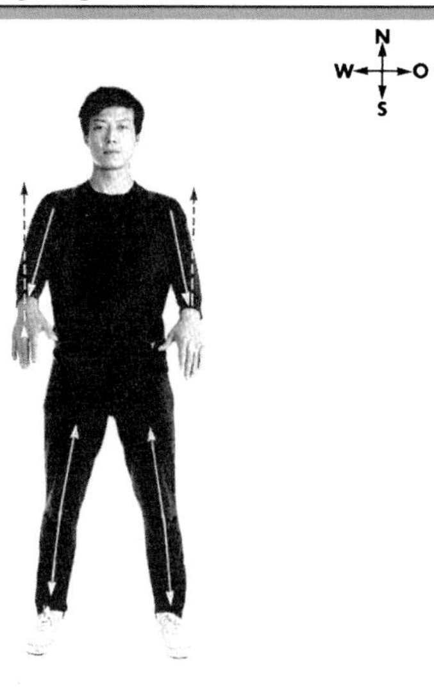

GEWICHT ist gleichmäßig auf beide Beine verteilt;
BEIDE ARME locker, ganz langsam nach vorne heben . . .

6

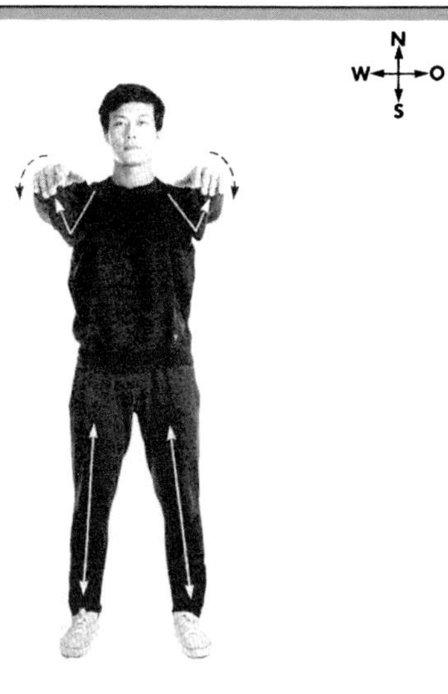

. . . bis in Schulterhöhe, HAND- und ELLBOGEN-GELENKE völlig entspannen, aber nicht hängen lassen, die Ellbogen sind ein wenig nach unten gebeugt, d. h. die Ellbogenspitze zeigt nach außen unten.

1. Übung: Eingangsform – Fuß beiziehen und einen Ball halten

3

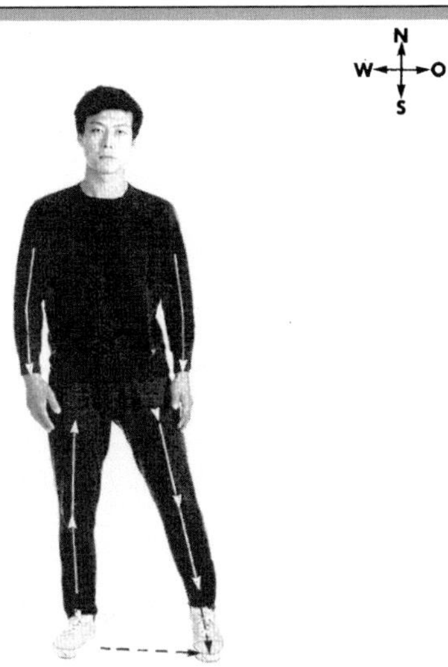

LINKEN FUSS schulterbreit neben den rechten stellen, und zwar zuerst die Fußspitze, dann die Sohle entlang bis zur Ferse behutsam aufsetzen,

4

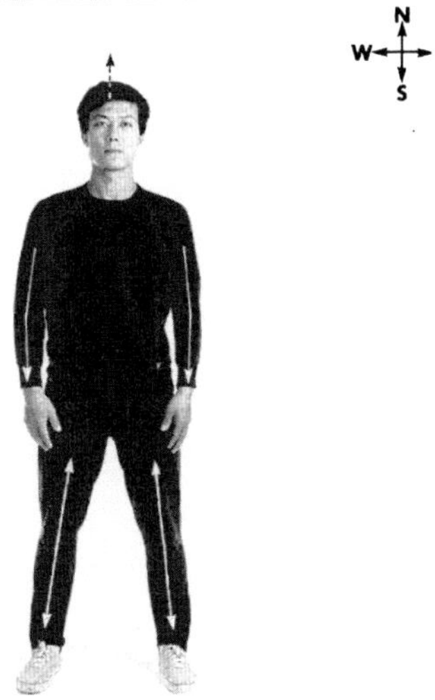

GEWICHT auf beide Beine gleich verteilen;
BLICK geradeaus;

1. Übung: Eingangsform – Fuß beiziehen und einen Ball halten

7

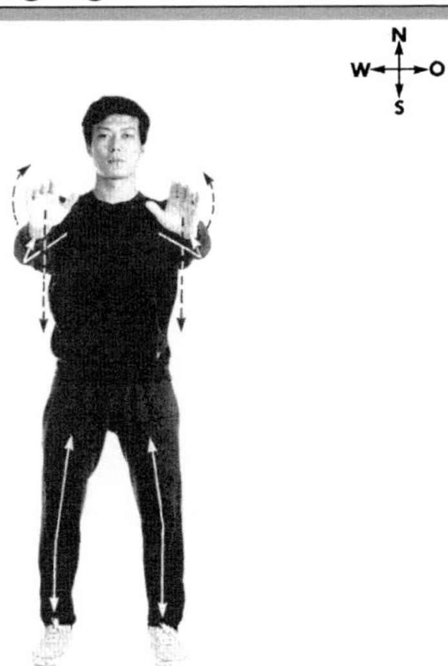

BEIDE KNIE leicht beugen – in dieser Haltung bis zum Schluß bleiben (Ausnahmen: Übungen 13, 15, 16, 17);
BEIDE ARME, locker nach vorne gestreckt, senken sich gleichzeitig mit der Kniebeugung, aber spurweise schneller. Die Bewegung ist so als ob man einen Ball unter Wasser drücken wollte.

8

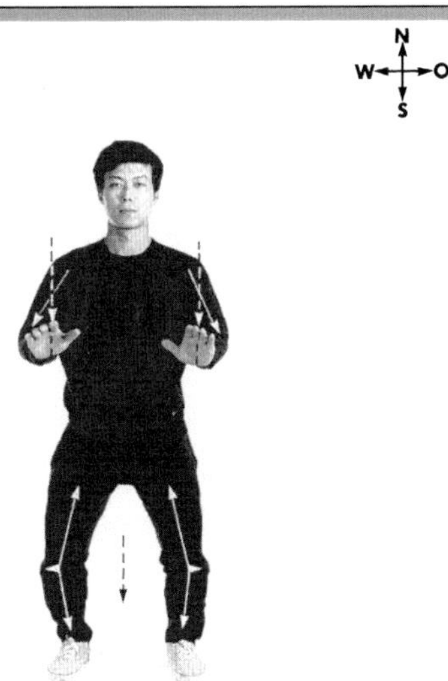

DIE HÄNDE bewegen sich von Schulterhöhe in Oberbauchhöhe.
BEIDE HANDFLÄCHEN schauen nach unten.

2. Übung: Die Mähne des wilden Pferdes gleichmäßig teilen

9

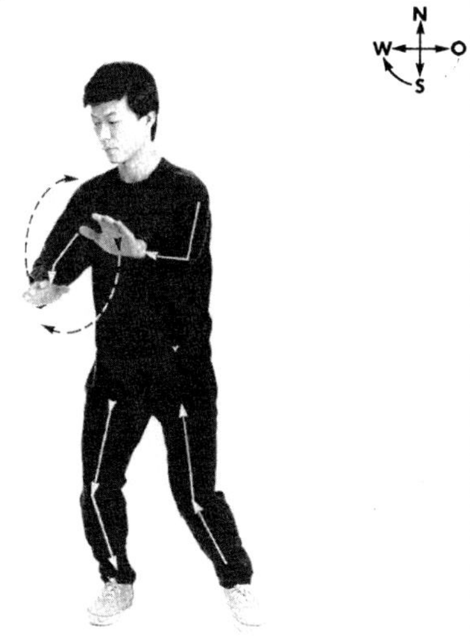

SCHWERPUNKT nach RECHTS verlagern; gleichzeitig KÖRPER nach rechts drehen (SSW), gleichzeitig RECHTE HAND mit einem kleinen Bogen gegen den Uhrzeigersinn von Oberbauchhöhe vor die rechte Brust bringen, Handfläche schaut nach unten, gleichzeitig

10

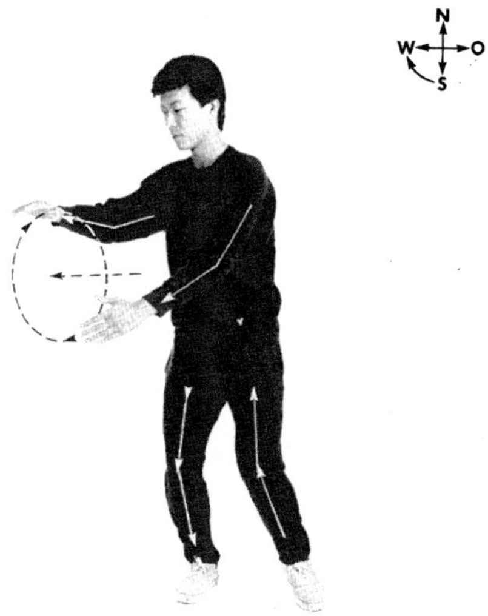

während die LINKE FUSS-SPITZE auf Höhe der rechten Ferse beigezogen wird, die LINKE HAND in einem Bogen von Oberbauchhöhe links vor die rechte Hüfte bringen, die LINKE HANDFLÄCHE dabei sanft nach oben drehen („Qi zusammenschaufeln").

2. Übung: Die Mähne des wilden Pferdes gleichmäßig teilen – 1. Schritt

13

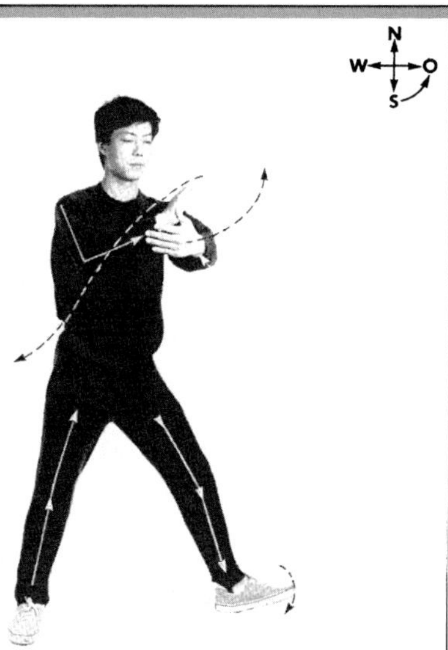

Sobald die Ferse den Boden erreicht hat, beginnen, die LINKE HAND von der rechten Hüfte schräg nach rechts oben bis in Augenhöhe zu ziehen;
fortsetzen, während das GEWICHT durch Abrollen über die linke Sohle . . .

14

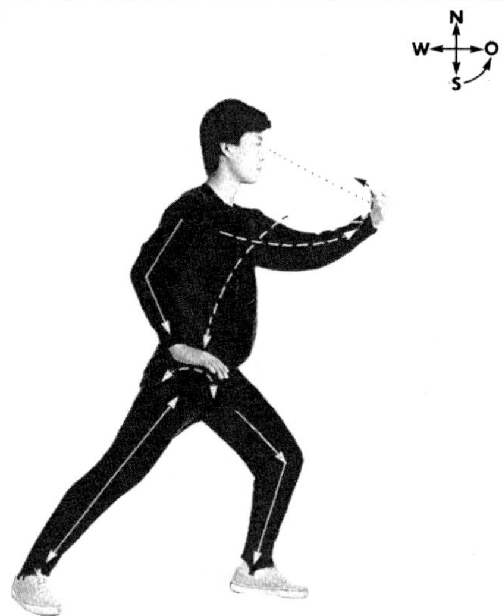

. . . zur SCHÜTZESTELLUNG LINKS vorverlagert wird und der Körper ganz nach O dreht; gleichzeitig RECHTS PFERDEMÄHNE TEILEN: RECHTE HAND von Brusthöhe rechts ab- und rückwärts ziehen bis in Hüfthöhe rechts; HANDFLÄCHE nach unten, FINGERSPITZEN nach vorne; BLICK in die LINKE HANDFLÄCHE wie in einen Spiegel.

2. Übung: Die Mähne des wilden Pferdes gleichmäßig teilen – 1. Schritt

11

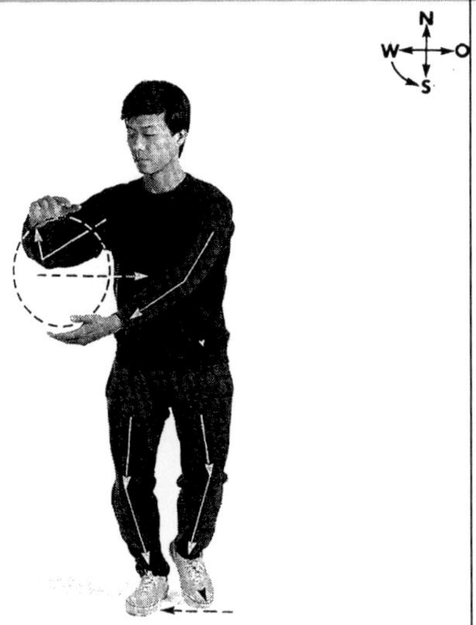

BALLHALTUNG RECHTS: RECHTE HAND oben vor rechter Brust, HANDFLÄCHE nach unten; LINKE HAND unten vor rechter Hüfte, HANDFLÄCHE nach oben; LINKE FUSS-SPITZE auf Höhe der rechten Ferse; GEWICHT auf RECHTEM BEIN. BLICK auf die rechte Hand;

12

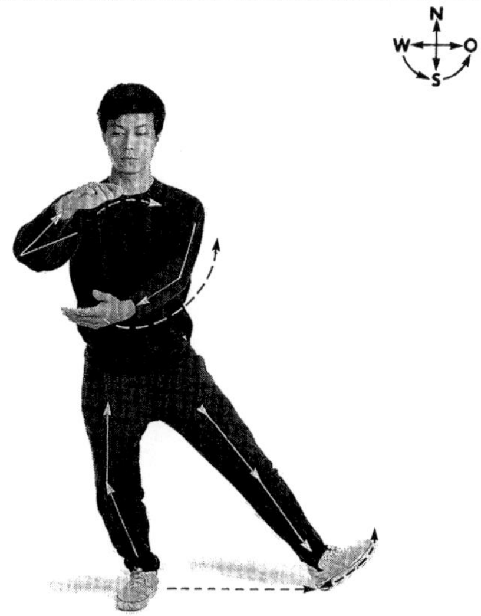

1. SCHRITT der 2. ÜBUNG:
Während sich der KÖRPER von SSW über S nach links, O dreht (Abb. 12–14), AUSFALLSCHRITT LINKS nach O, Ferse zuerst aufsetzen;

2. Übung: Die Mähne des wilden Pferdes gleichmäßig teilen – 1. Schritt

15

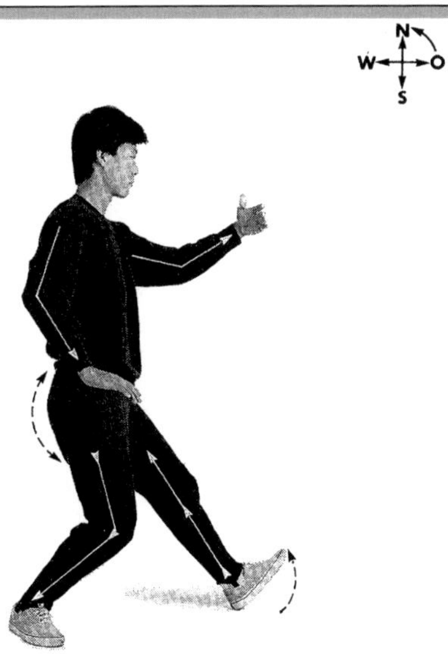

GEWICHT durch ZURÜCKSETZEN auf das RECHTE BEIN verlagern, dadurch wird die LINKE FUSS-SPITZE entlastet, hebt sich und wird 45 Grad nach außen (NO) gedreht;

16

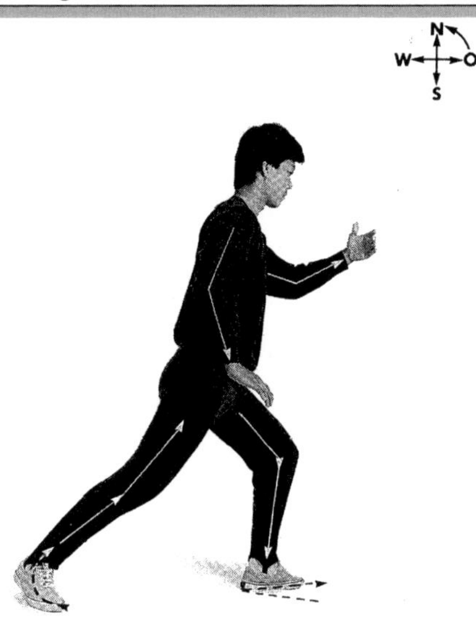

GEWICHT wieder zur SCHÜTZESTELLUNG LINKS nach vorne verlagern, Abrollen über LINKE SOHLE;

2. Übung: Die Mähne des wilden Pferdes gleichmäßig teilen – 1. Schritt

17

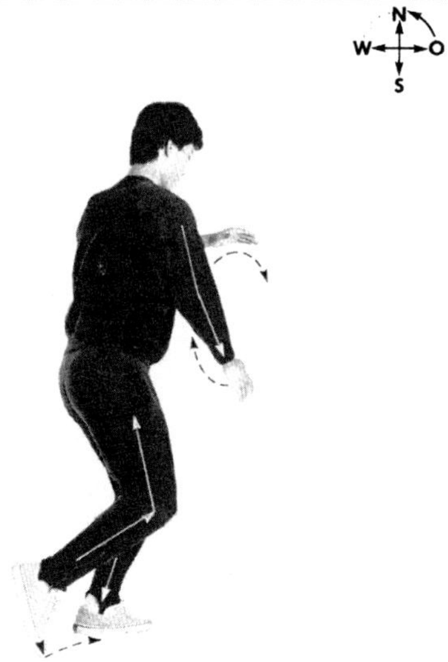

Während sich der KÖRPER von O nach NO dreht, RECHTE FUSS-SPITZE auf Höhe der linken Ferse ziehen; LINKE HANDFLÄCHE nach unten drehen, RECHTE HAND in einem Bogen vor dem Bauch von der rechten Hüfte zur linken bringen, dabei RECHTE HANDFLÄCHE nach oben drehen (Qi zusammenschaufeln);

18

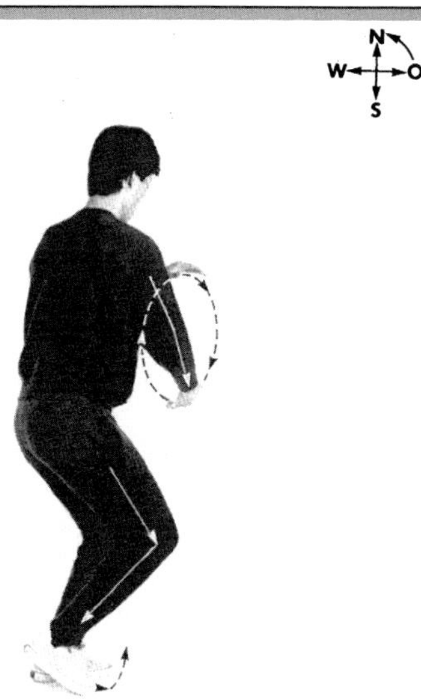

BALLHALTUNG LINKS: LINKE HAND oben, vor linker Brust, HANDFLÄCHE nach unten; RECHTE HAND unten, vor linker Hüfte, HANDFLÄCHE nach oben; RECHTE FUSS-SPITZE auf Höhe der linken Ferse; GEWICHT auf LINKEM BEIN;

2. Übung: Die Mähne des wilden Pferdes gleichmäßig teilen – 2. Schritt

21

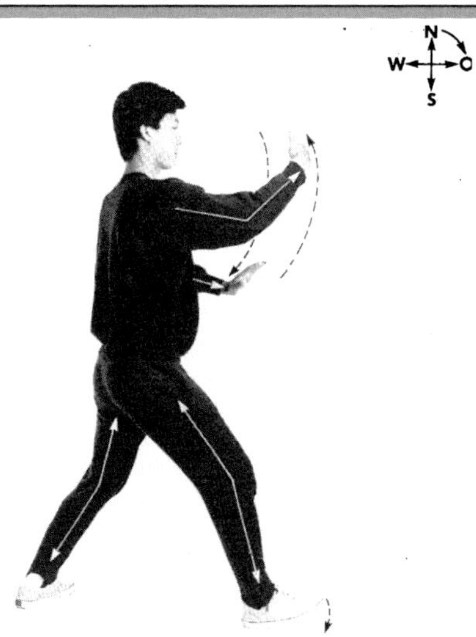

... fortsetzen, während das GEWICHT durch Abrollen über die rechte Sohle zur SCHÜTZESTELLUNG RECHTS vorverlagert wird und LINKS PFERDEMÄHNE TEILEN: LINKE HAND von Brusthöhe links ab- und rückwärts ziehen bis in Hüfthöhe links, HANDFLÄCHE schaut nach unten, FINGERSPITZEN nach vorne.
Ganze Handbewegung in Abb. 19–22.

22

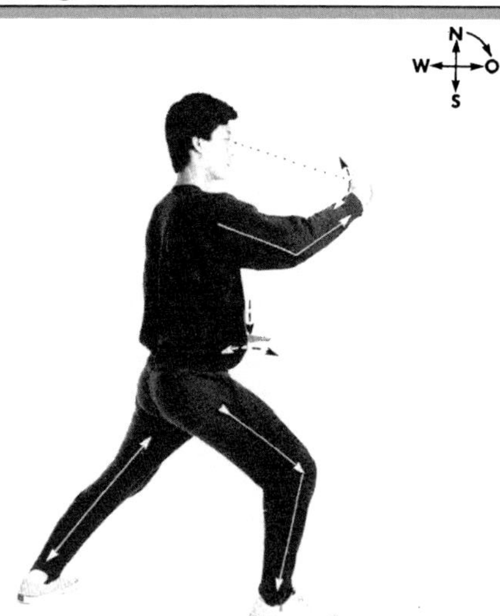

KÖRPERDREHUNG nach O vollenden, SCHÜTZESTELLUNG RECHTS; KÖRPER schaut nach O, RECHTE HAND in Augenhöhe, BLICK in die RECHTE HANDFLÄCHE wie in einen Spiegel;
LINKE HAND schwebt neben der linken Hüfte, Handfläche schaut nach unten, Fingerspitzen nach vorne;
BEIDE ELLBOGEN sind leicht nach außen gebogen.

2. Übung: Die Mähne des wilden Pferdes gleichmäßig teilen – 2. Schritt

19

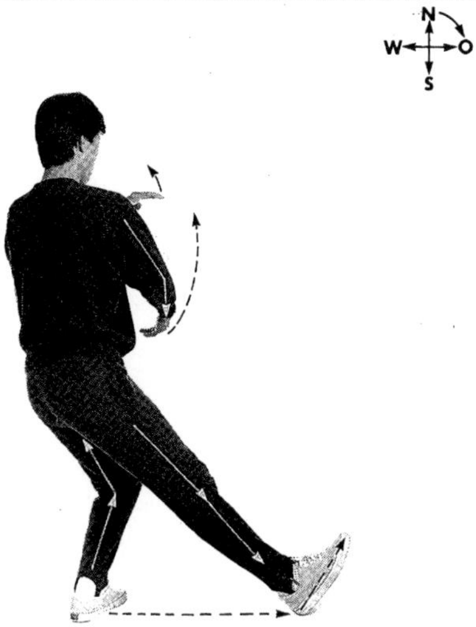

2. SCHRITT der 2. ÜBUNG:
Genau wie der 1. Schritt, aber seitenverkehrt. Während sich der Körper von NO nach O dreht (Abb. 19–22) AUSFALLSCHRITT RECHTS nach O;

20

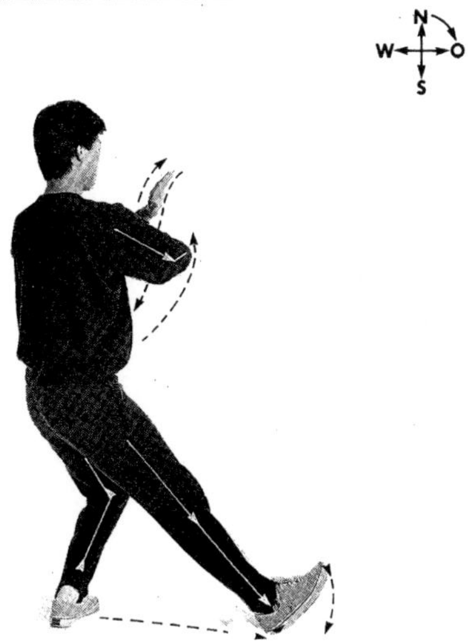

Sobald die Ferse den Boden erreicht hat, beginnen, die RECHTE HAND von der linken Hüfte schräg nach rechts oben bis in Augenhöhe zu ziehen . . .

2. Übung: Die Mähne des wilden Pferdes gleichmäßig teilen – 2. Schritt

23

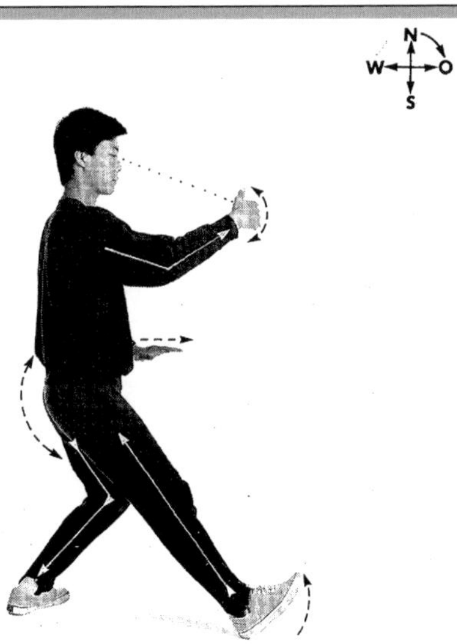

GEWICHT durch ZURÜCKSETZEN auf den LINKEN FUSS verlagern, dadurch wird die RECHTE FUSS-SPITZE entlastet und hebt sich; LINKE FERSE bleibt auf dem Boden.

24

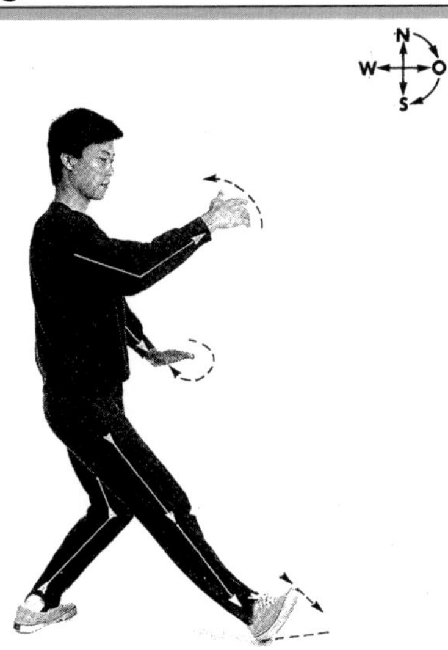

RECHTE FUSS-SPITZE nach außen drehen (45 Grad, SO),

2. Übung: Die Mähne des wilden Pferdes gleichmäßig teilen – 2. Schritt

25

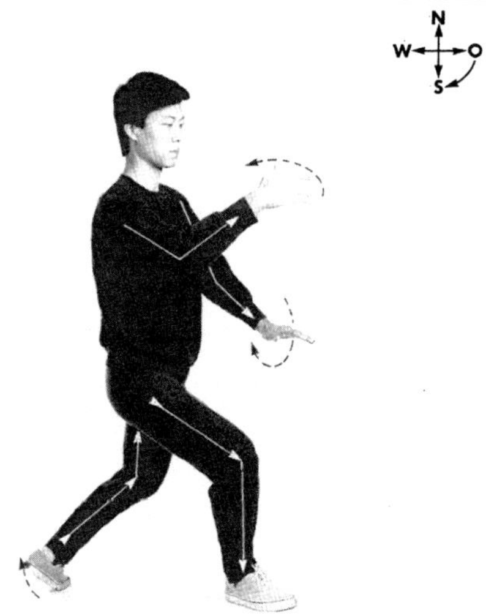

GEWICHT wieder zur SCHÜTZESTELLUNG RECHTS nach vorne verlagern, Abrollen über die RECHTE SOHLE; RECHTE HAND bleibt oben, HANDFLÄCHE nach unten drehen (Vorbereitung zur Ballhaltung).

26

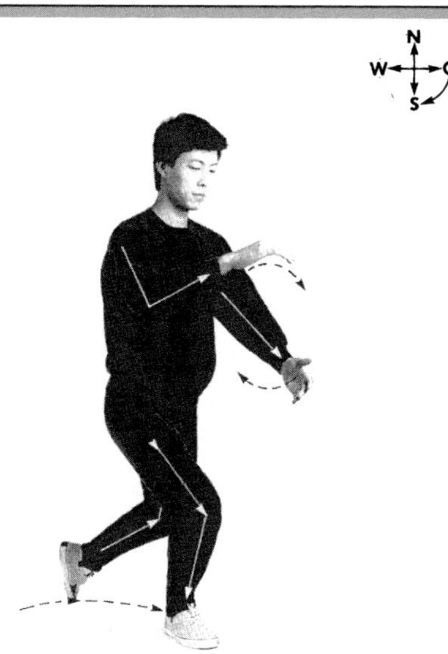

Während die LINKE FUSS-SPITZE zur RECHTEN FERSE herangezogen wird, KÖRPER von O nach SO drehen, die LINKE HAND in einem Bogen vor dem Bauch von der linken Hüfte zur rechten bringen, LINKE HANDFLÄCHE nach oben drehen „Qi zusammenschaufeln"

2. Übung: Die Mähne des wilden Pferdes gleichmäßig teilen – 3. Schritt

29

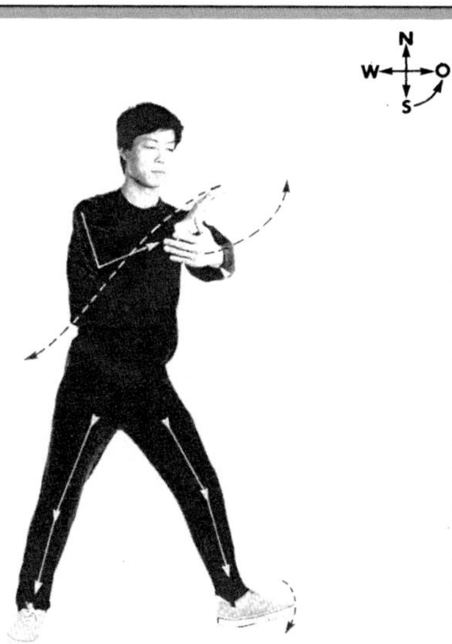

Sobald die Ferse den Boden erreicht hat, beginnen, die LINKE HAND von der rechten Hüfte schräg nach rechts oben bis in Augenhöhe zu ziehen;
fortsetzen, während das GEWICHT durch Abrollen über die linke Sohle . . .

30

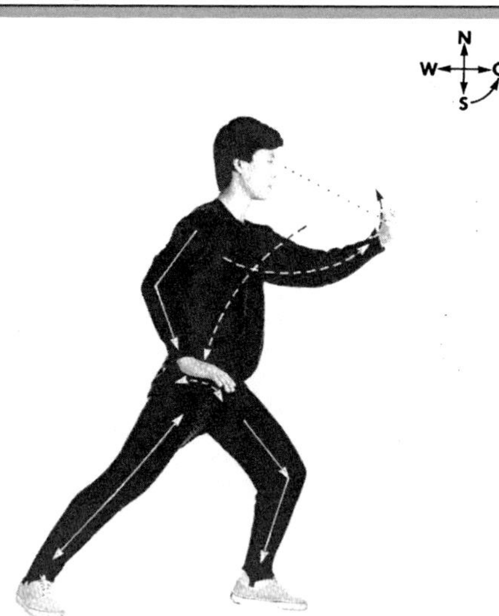

. . . zur SCHÜTZESTELLUNG LINKS vorverlagert wird und der KÖRPER ganz nach O dreht; gleichzeitig RECHTS PFERDEMÄHNE TEILEN: RECHTE HAND rechts von Brusthöhe ab- und rückwärts ziehen bis in Hüfthöhe; HANDFLÄCHE nach unten, FINGERSPITZEN nach vorne; BLICK in die LINKE HANDFLÄCHE wie in einen Spiegel. NICHT ZURÜCKSETZEN!

2. Übung: D.ie Mähne des wilden Pferdes gleichmäßig teilen – 3. Schritt

27

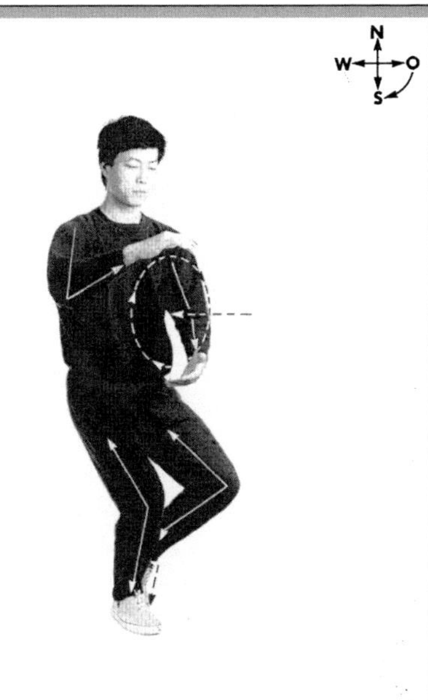

BALLHALTUNG RECHTS: RECHTE HAND oben vor rechter Brust, HANDFLÄCHE nach unten; LINKE HAND unten vor rechter Hüfte, HANDFLÄCHE nach oben; LINKE FUSS-SPITZE auf Höhe der rechten Ferse; GEWICHT auf RECHTEM BEIN. BLICK auf die rechte Hand;

28

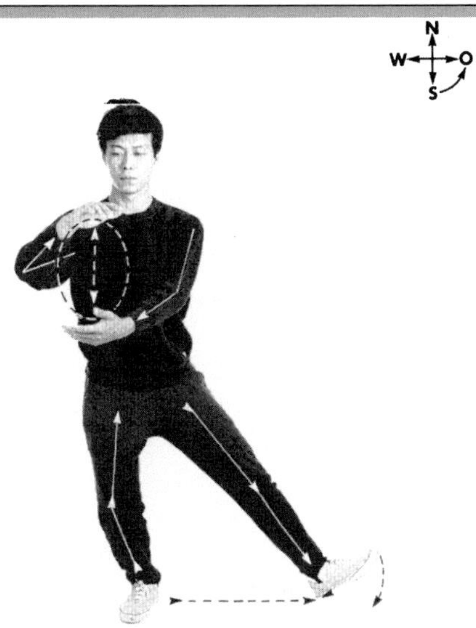

3. SCHRITT der 2. ÜBUNG:
beginnt gleich wie der erste Schritt:
AUSFALLSCHRITT LINKS nach O; Ferse zuerst! KÖRPER beginnt eine Drehung von SO nach O (Abb. 27–30).

3. Übung: Der weiße Kranich breitet seine Schwingen aus

31

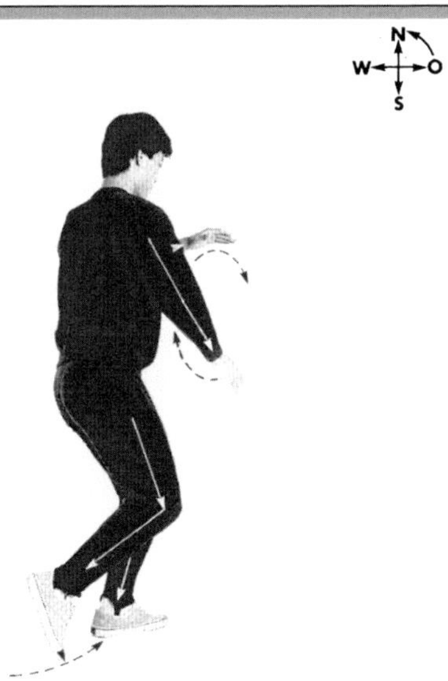

Während sich der KÖRPER von O nach NO dreht, RECHTE FUSS-SPITZE auf Höhe der linken Ferse ziehen; LINKE HANDFLÄCHE nach unten drehen, RECHTE HAND in einem Bogen vor dem Bauch von der rechten Hüfte zur linken bringen, dabei RECHTE HANDFLÄCHE nach oben drehen „Qi zusammenschaufeln";

32

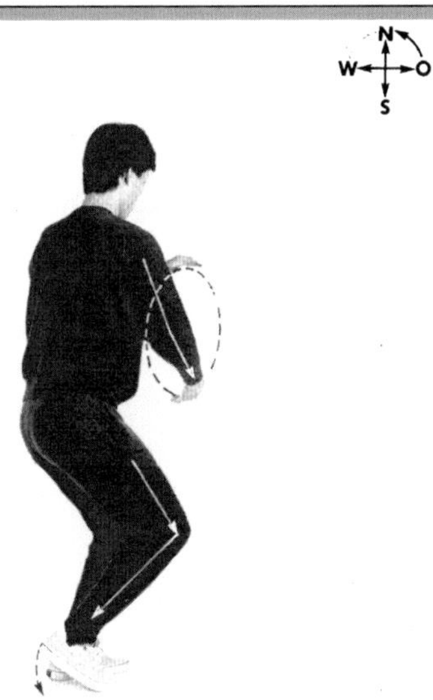

BALLHALTUNG LINKS: LINKE HAND oben, vor linker Brust, HANDFLÄCHE nach unten; RECHTE HAND unten, vor linker Hüfte, HANDFLÄCHE nach oben; RECHTE FUSS-SPITZE auf Höhe der linken Ferse; GEWICHT auf LINKEM BEIN;

3. Übung: Der weiße Kranich breitet seine Schwingen aus

33

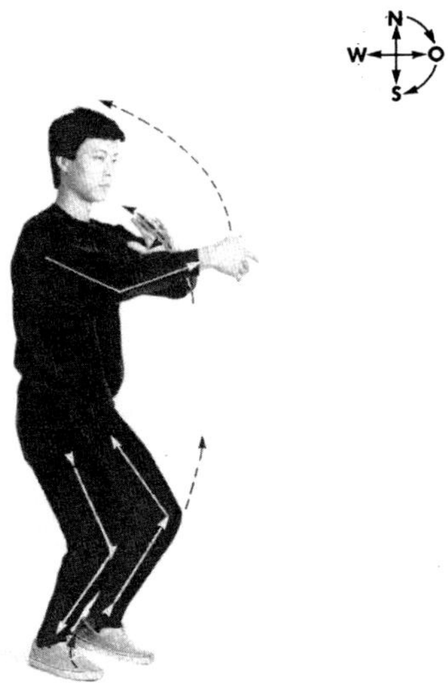

KÖRPER ganz leicht nach rechts (OSO) drehen, gleichzeitig GEWICHT verlagern durch „Umsteigen“ auf den RECHTEN FUSS,

34

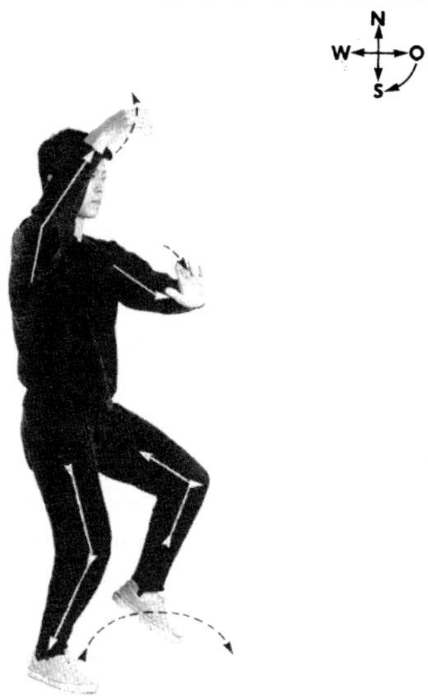

LINKES KNIE in Vorbereitung eines leeren Schrittes nach vorne anheben, gleichzeitig RECHTE HAND schräg nach vorne oben ziehen;

3. Übung: Der weiße Kranich breitet seine Schwingen aus

36v

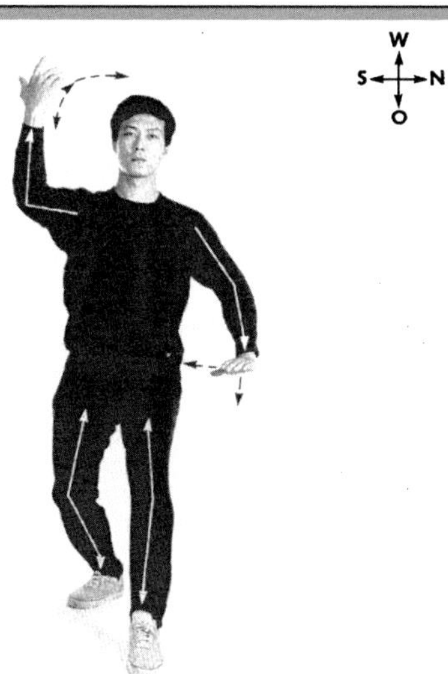

ANSICHT
VON VORNE
(O)

links hinten (NNW), Handgelenk etwas überdreht („supiniert“);
LINKER ARM links neben dem Körper, bildet einen lockeren Halbkreis.
LINKER ELLBOGEN leicht nach außen gebogen, LINKE HAND schwebt locker in Hüfthöhe, oberhalb und seitlich des linken Knies, FINGERSPITZEN schauen nach vorne,
LINKE HANDFLÄCHE schaut nach unten,

BLICK geradeaus nach O;
GEWICHT zu 80% auf dem hinteren RECHTEN FUSS, 20% auf dem vorderen LINKEN FUSS.
BEIDE KNIE sind leicht gebeugt, (das belastete, rechte mehr als das vordere linke).

3. Übung: Der weiße Kranich breitet seine Schwingen aus

35

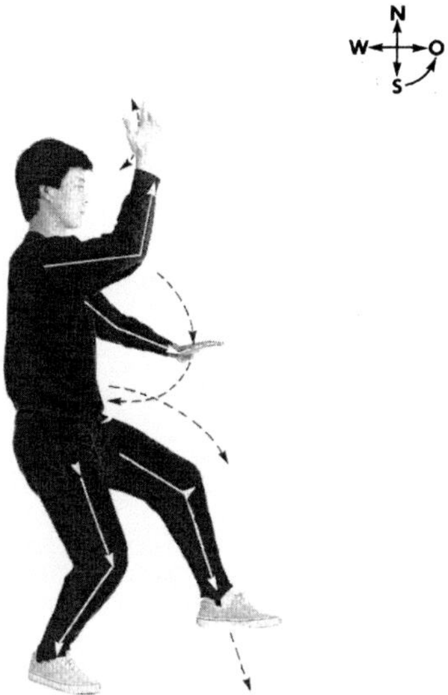

LEERER SCHRITT LINKS vorwärts; gleichzeitig: LINKE HAND „bürstet das Knie", d. h. sie sinkt von Brusthöhe links bogenförmig von innen nach außen bis in Hüfthöhe oberhalb und seitlich des linken Knies. Der linke Ellbogen in lockerer Mittelstellung.
KÖRPER zurück von OSO nach O.

36

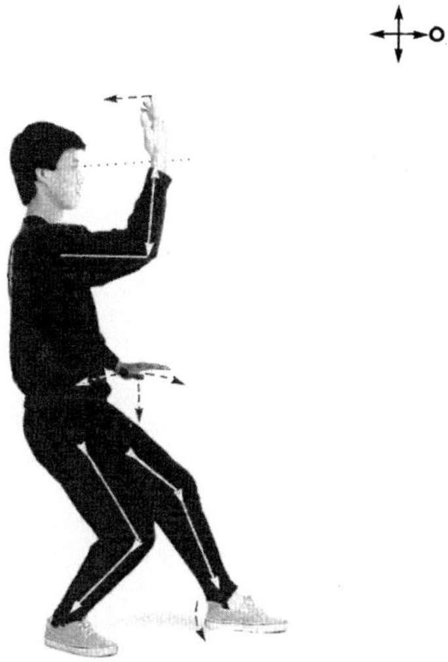

So sollten sie jetzt dastehen: Die Abbildung 36v zeigt die Haltung von vorne gesehen:
KÖRPER schaut nach Osten,
RECHTER ARM nach vorne erhoben,
RECHTER ELLBOGEN leicht gebeugt, Ellbogen schaut nach unten,
RECHTE HAND etwas über Kopfhöhe rechts,
RECHTE HANDFLÄCHE schaut nach links –

4. Übung: Das Knie bürsten und diagonale Schritte

37

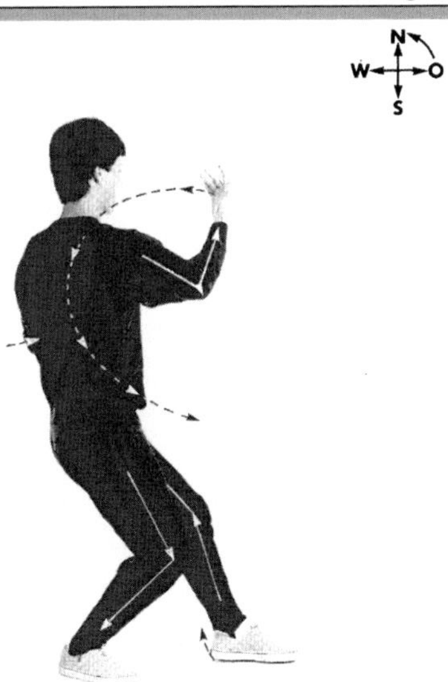

Beginnt mit einer Körperdrehung von NO nach SO, Abb. 37–39.
1. SCHRITT der 4. ÜBUNG:
KÖRPER leicht nach links, NO wenden;

38

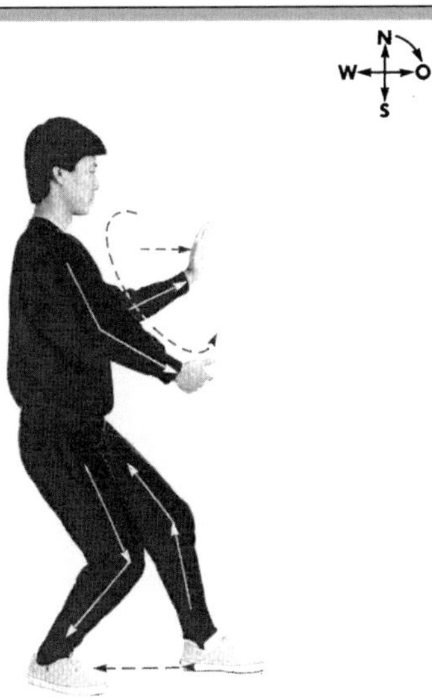

Die RECHTE HAND beschreibt einen Bogen von rechts oben zur linken Schulter, den Körper entlang, am Bauch vorbei von der Hüfte links bis zur rechten Hüfte. Die LINKE HAND wird nach vorne gehoben;

4. Übung: Das Knie bürsten und diagonale Schritte – 1. Schritt

39

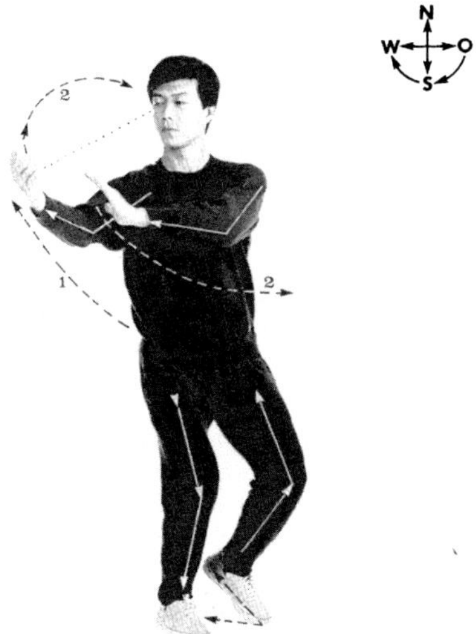

Während sich der KÖRPER von NO nach SO dreht (Abb. 37–39), die RECHTE HAND von der rechten Hüfte mit der Handfläche nach oben locker nach seitwärts rechts hinten (SSW) anheben.
LINKE HAND in einem Bogen von links nach rechts am Gesicht vorbei nahe zum oberen Teil des rechten Unterarms. Gleichzeitig den linken Fuß beiziehen.
BLICK in die rechte Handfläche.

40

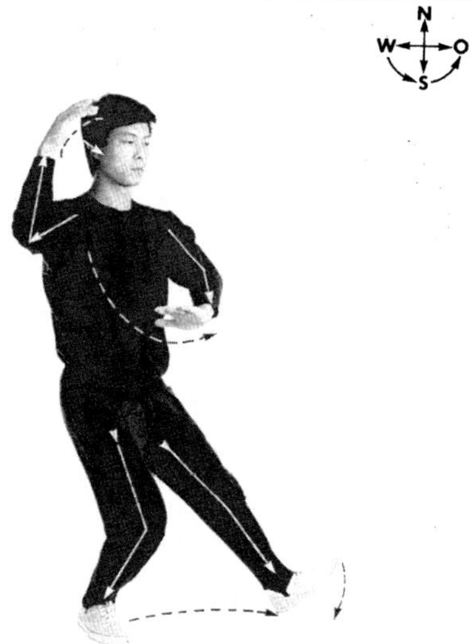

AUSFALLSCHRITT LINKS nach O; Abrollen von Ferse zu Spitze!

4. Übung: Das Knie bürsten und diagonale Schritte – 1. Schritt

43

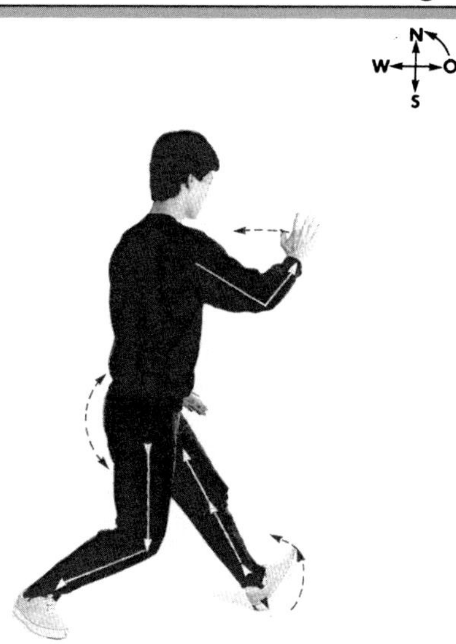

ZURÜCKSETZEN – GEWICHT langsam auf den RECHTEN FUSS zurückverlagern; RECHTES KNIE beugen. LINKE FUSS-SPITZE wird entlastet und hebt sich (LINKE FERSE bleibt auf dem Boden). LINKE FUSS-SPITZE nach außen drehen (45 Grad, nach NO);

44

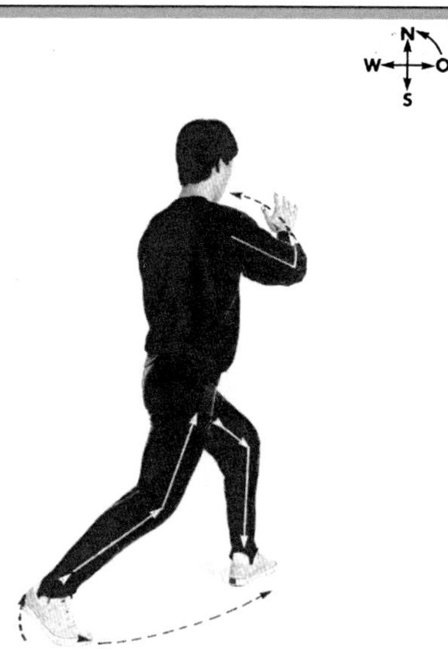

GEWICHT wieder zur SCHÜTZESTELLUNG LINKS nach vorne verlagern;
ABROLLEN über die LINKE FUSS-SOHLE von Ferse zu Spitze.

4. Übung: Das Knie bürsten und diagonale Schritte – 1. Schritt

41

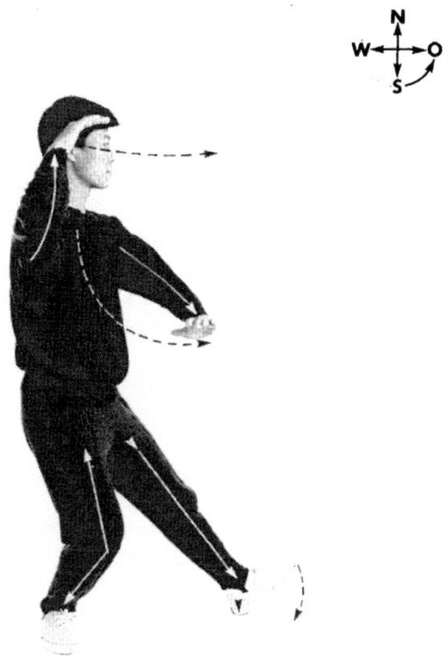

Sobald die Ferse den Boden erreicht hat und der Fuß abzurollen beginnt:
LINKE HAND: „Knie bürsten", d. h. von rechts oben in einem Halbkreis in Hüfthöhe am linken Knie vorbeistreichen.
RECHTEN ELLBOGEN einbiegen,
RECHTE HAND kommt zum rechtem Ohr;

42

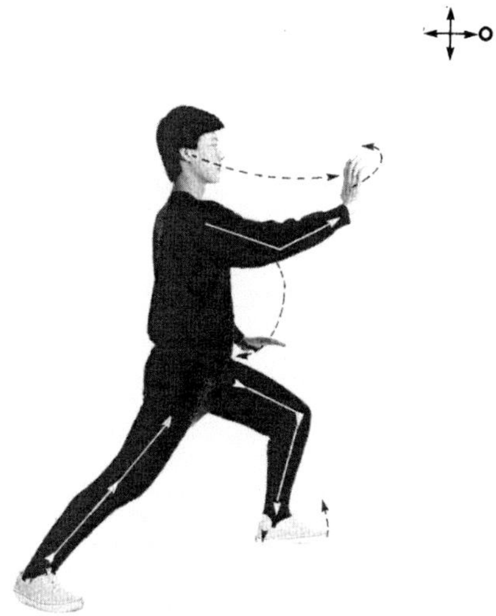

RECHTE HAND am rechten Ohr vorbei nach vorne schieben.
RECHTE HANDFLÄCHE schaut zuerst nach unten, erst nach dem Ohr RECHTES HANDGELENK locker fallen lassen, dadurch kommt die RECHTE HANDFLÄCHE nach vorne (O).
LINKES KNIE beugen – SCHÜTZESTELLUNG LINKS. KÖRPER wendet sich nach vorne, O;
Blick nach vorne, O.

4. Übung: Das Knie bürsten und diagonale Schritte – 2. Schritt

45

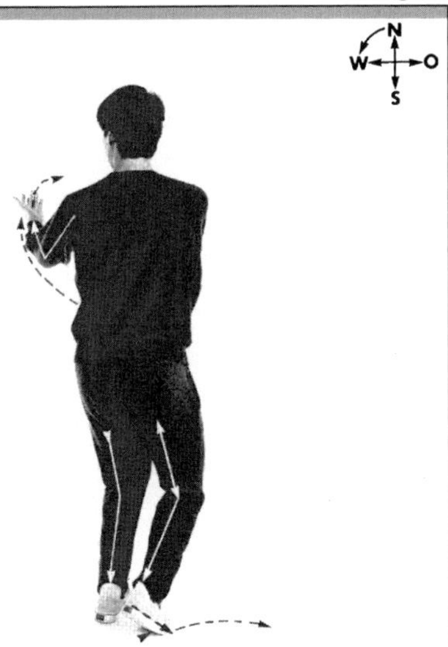

2. SCHRITT der 4. ÜBUNG:
beginnt wie der 1. Schritt, aber seitenverkehrt!

Während die RECHTE FUSS-SPITZE auf Höhe der linken Ferse herangezogen wird LINKE HAND (HANDFLÄCHE oben) nach links hinten (NNW) anheben;

46

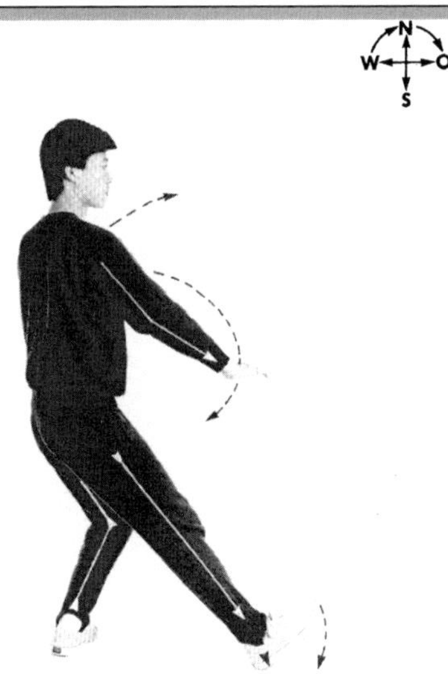

AUSFALLSCHRITT RECHTS nach O; LINKEN ELLBOGEN einbiegen, LINKE HAND kommt nahe zum linken Ohr;

4. Übung: Das Knie bürsten und diagonale Schritte – 2. Schritt

47

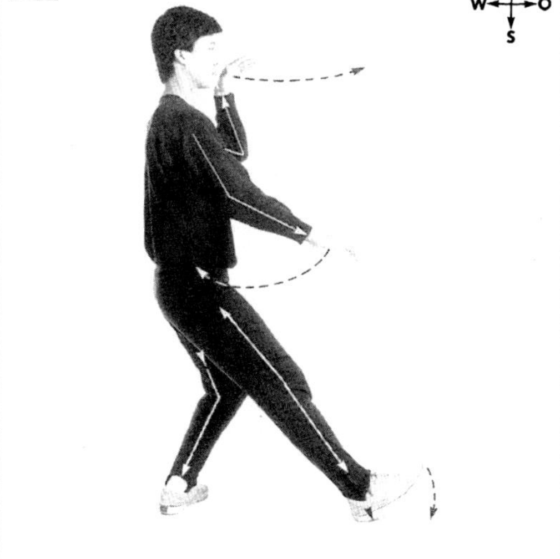

Sobald die Ferse den Boden erreicht hat und der Fuß abzurollen beginnt:
RECHTE HAND: „Knie bürsten", d. h. von links oben in einem Halbkreis in Hüfthöhe am rechten Knie vorbeistreichen.
LINKE HAND am linken Ohr vorbei nach vorne schieben, HANDFLÄCHE zuerst nach unten, erst ab Ohrnähe nach vorne, O. BLICK nach vorne, O.

48

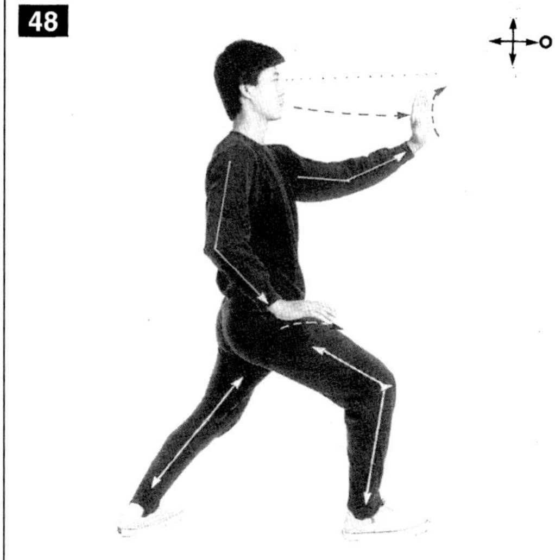

RECHTES KNIE beugen, dadurch SCHÜTZESTELLUNG RECHTS.

4. Übung: Das Knie bürsten und diagonale Schritte – 3. Schritt

51

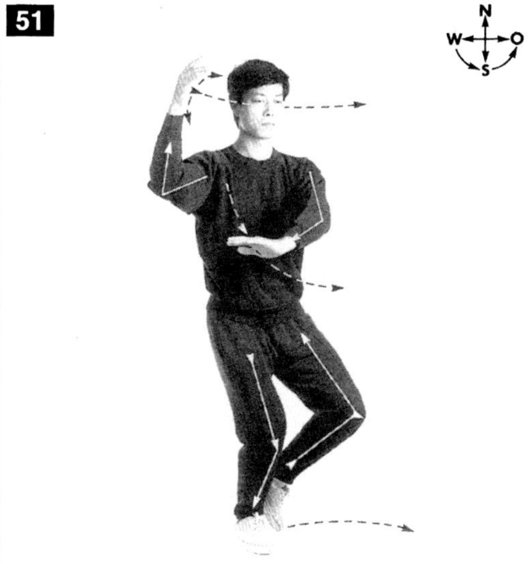

LINKER FUSS wird beigezogen auf Fersenhöhe des rechten; BLICK in die rechte Handfläche.

---

3. SCHRITT der 4. ÜBUNG:
Während das LINKE KNIE in Vorbereitung zum Ausfallschritt angehoben wird, den RECHTEN ELLBOGEN einbiegen, RECHTE HAND kommt zum rechten Ohr;

52

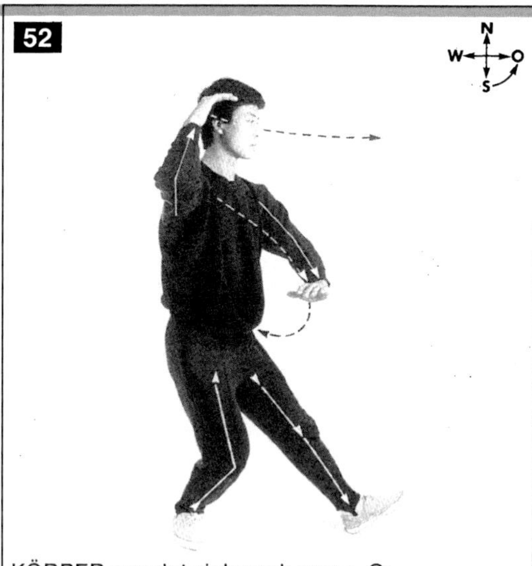

KÖRPER wendet sich nach vorne, O;
AUSFALLSCHRITT LINKS, FERSE zuerst, abrollen von Ferse zu Spitze!
Sobald die linke Ferse den Boden erreicht hat und der Fuß abzurollen beginnt:
LINKE HAND: „Knie bürsten", d. h. von rechts oben in einer halbkreisförmigen Streichbewegung in Hüfthöhe am linken Knie vorbeistreichen; BLICK vorwärts nach O

4. Übung: Das Knie bürsten und diagonale Schritte – 2. Schritt

49

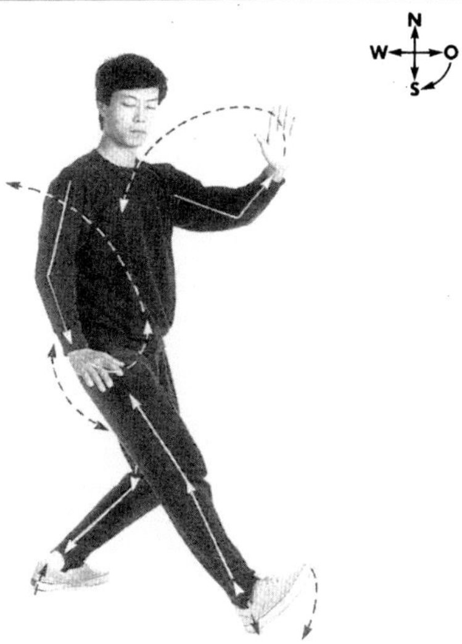

ZURÜCKSETZEN, GEWICHT auf den LINKEN FUSS verlagern durch BEUGEN des LINKEN KNIES.
Die entlastete RECHTE FUSS-SPITZE hebt sich; RECHTE FUSS-SPITZE nach außen drehen (45 Grad, nach SO);

50

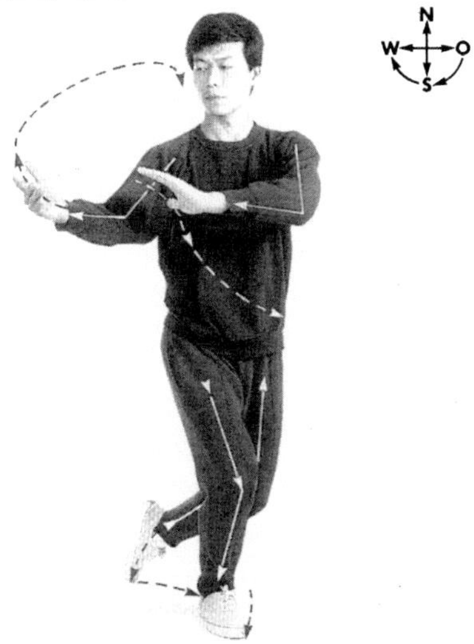

GEWICHT wieder nach vorne, auf den RECHTEN FUSS verlagern; RECHTES KNIE beugen, ABROLLEN DER RECHTEN FUSS-SOHLE von Ferse zu Spitze. LINKES BEIN streckt sich locker nach hinten. Während die rechte Fußsohle auf dem Boden abrollt. RECHTE HAND mit der HANDFLÄCHE nach oben, nach rechts- rechtshinten bzw. nach SSW heben; LINKE HAND geht vor dem Gesicht vor den rechten Unterarm,

4. Übung: Das Knie bürsten und diagonale Schritte – 3. Schritt

53

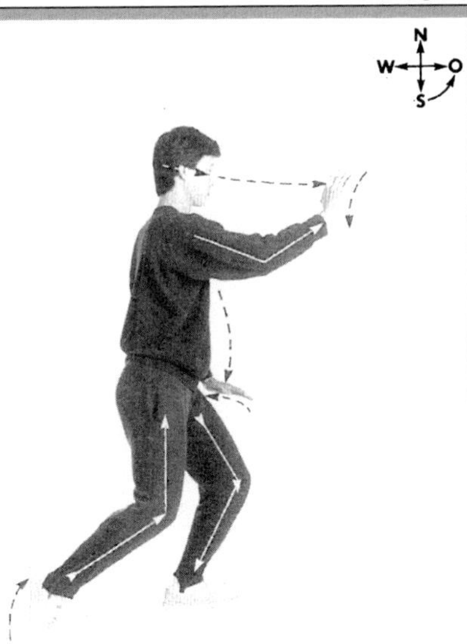

zugleich RECHTE HAND am rechten Ohr vorbei nach vorne schieben.
RECHTE HANDFLÄCHE schaut zuerst nach unten, nach dem Ohr nach vorne (O), (Handgelenk fallen lassen!)

54

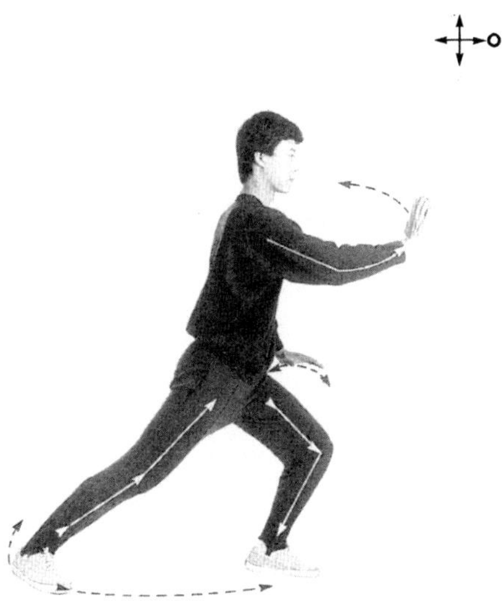

Das GEWICHT durch Beugen des LINKEN KNIES auf das vordere linke Bein verlagern.
RECHTES BEIN streckt sich ganz natürlich;
BLICK nach vorne, O.

5. Übung: Die Harfe schlagen

55

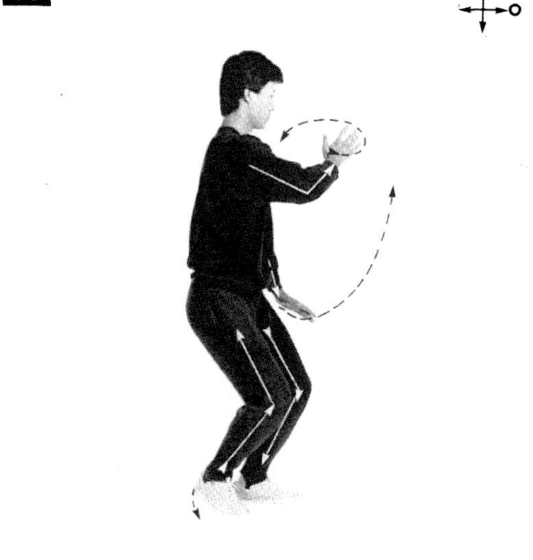

Das Gewicht bleibt auf dem LINKEN FUSS;
Spitze des RECHTEN FUSSES auf Fersenhöhe des linken heranziehen;
RECHTE HAND in einem kleinen Bogen gegen den Uhrzeigersinn vor dem Körper nach links;
LINKE HAND geht in einem Halbkreis außen dem Körper voraus, gleichzeitig

56

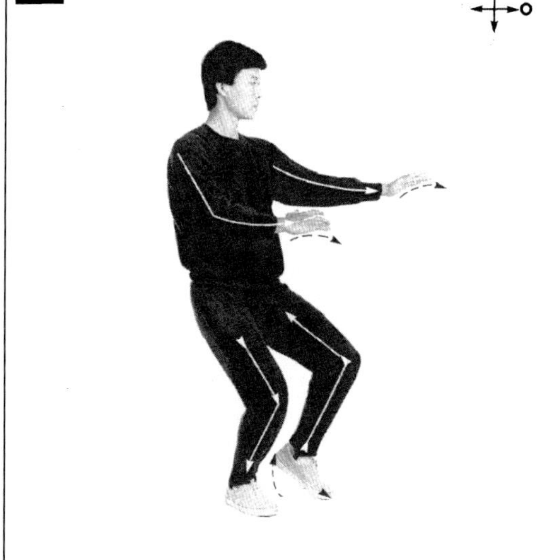

GEWICHT auf den rechten Fuß verlagern – umsteigen; dann

6. Übung: Zurückgehen und Arme wirbeln (Die Affen verjagen) – 1. Schritt

59

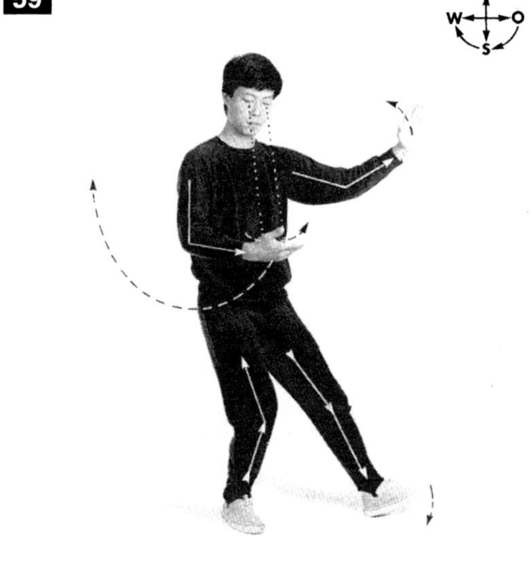

Während sich der KÖRPER von O nach S dreht,
RECHTE HANDFLÄCHE nach oben drehen,
RECHTE HAND in einem flachen Bogen an der Hüfte vorbei nach rechts hinten oben ziehen, nach SW; gleichzeitig;
BLICK folgt der rechten Hand,

60

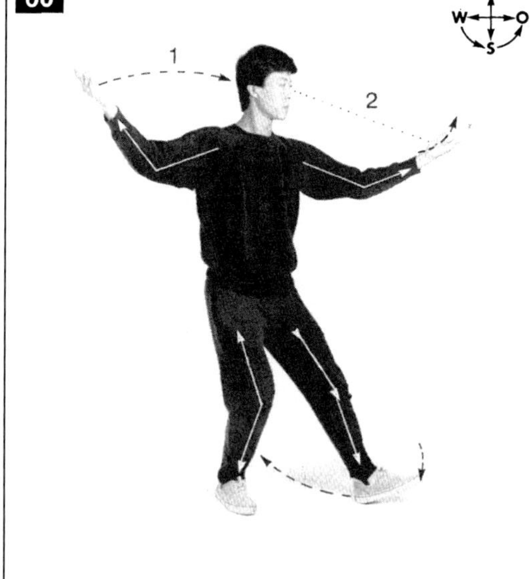

BLICK UND KÖRPER zurück, Richtung zur linken Hand, nach O; während der Blick die linke Hand erreicht;
LINKE HANDFLÄCHE nach oben drehen.

5. Übung: Die Harfe schlagen

57

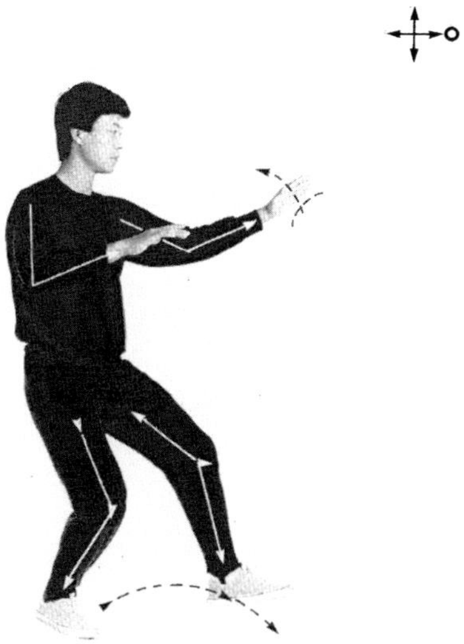

LEERER SCHRITT mit LINKEM FUSS, diesmal mit der FERSE aufsetzen.

58

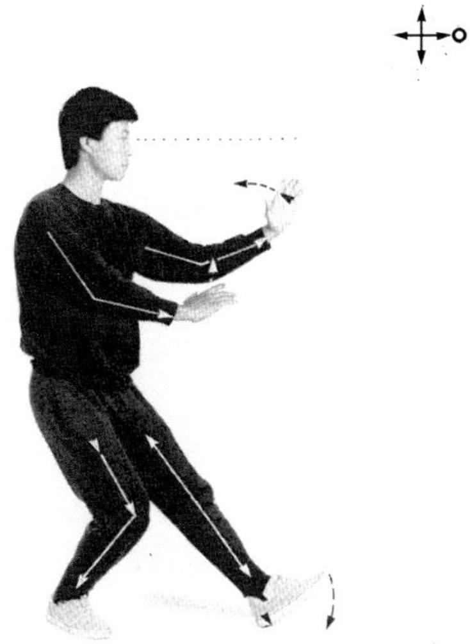

RECHTE HAND von außen dem linken Ellbogen annähern;
LINKE FINGERSPITZEN in Augenhöhe.
BLICK über die linken Fingerspitzen nach O.

6, Übung: Zurückgehen und Arme wirbeln (Die Affen verjagen) – 1. Schritt

60a

60b

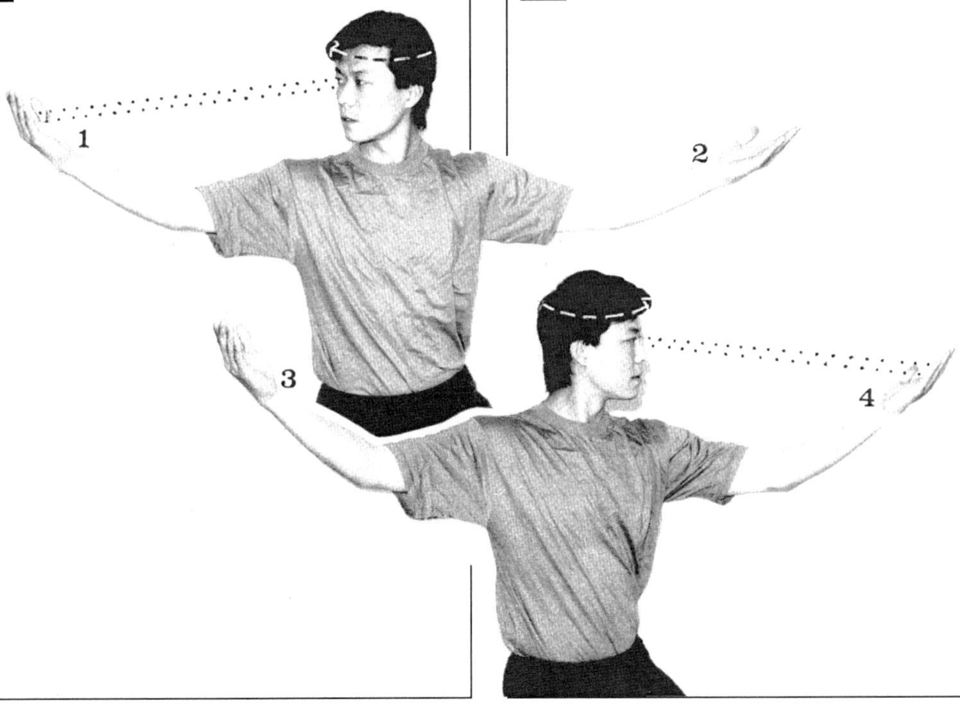

6. Übung: Zurückgehen und Arme wirbeln (Die Affen verjagen) – 1. Schritt

61

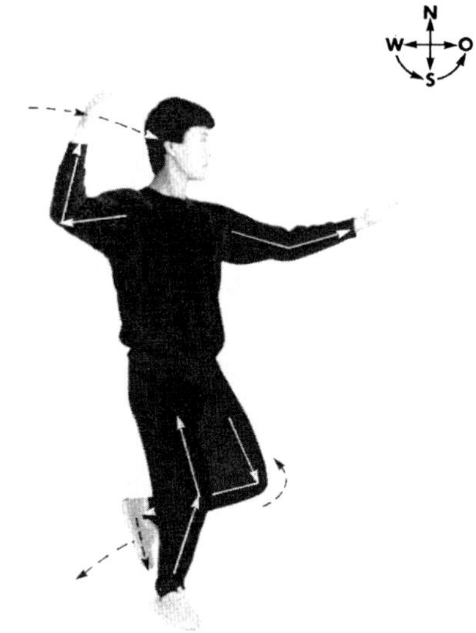

RECHTES KNIE (soll leicht gebeugt sein) leicht strecken, LINKER FUSS macht einen Schritt zurück, Spitze zuerst aufsetzen.
RECHTEN ARM im Ellbogengelenk beugen, dadurch nähert sich die RECHTE HAND dem rechten Ohr;

62

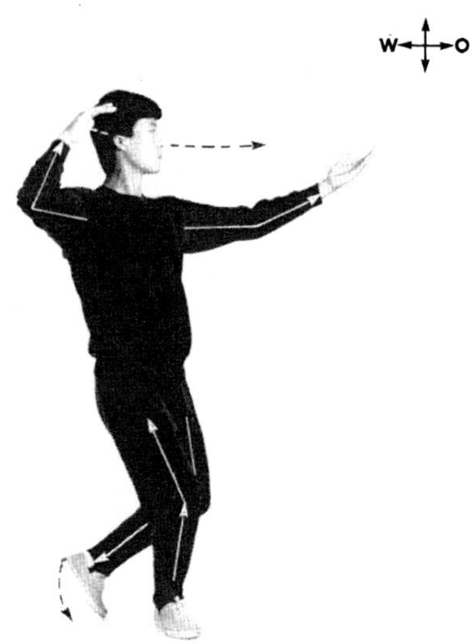

RECHTE HAND vorschieben, Richtung O.
RECHTE HANDFLÄCHE schaut anfangs nach unten, ab Ohrhöhe

6.Übung: Zurückgehen und Arme wirbeln (Die Affen verjagen) – 2. Schritt

65

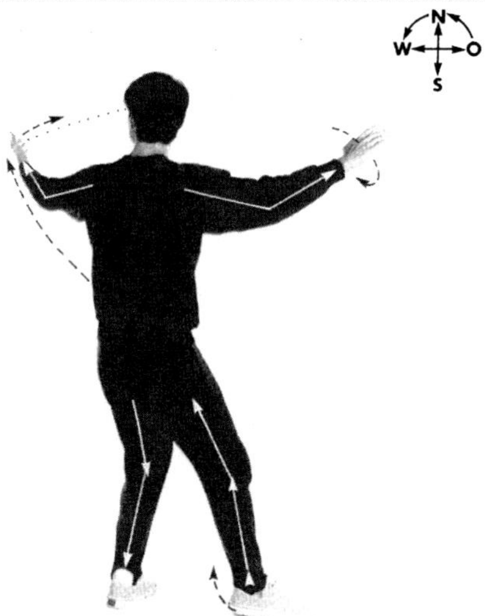

. . . weiter nach links hinten oben ziehen (NW);
Das Gewicht ist jetzt auf dem linken Fuß; dadurch wird die RECHTE FERSE leicht angehoben, RECHTE FUSS-SPITZE bleibt am Boden;
BLICK folgt der linken Hand; sobald deren Bewegung beendet ist, KÖRPER und BLICK zurück über N nach O. Während der Blick die rechte Hand erreicht, dreht die RECHTE HANDFLÄCHE nach oben.

66

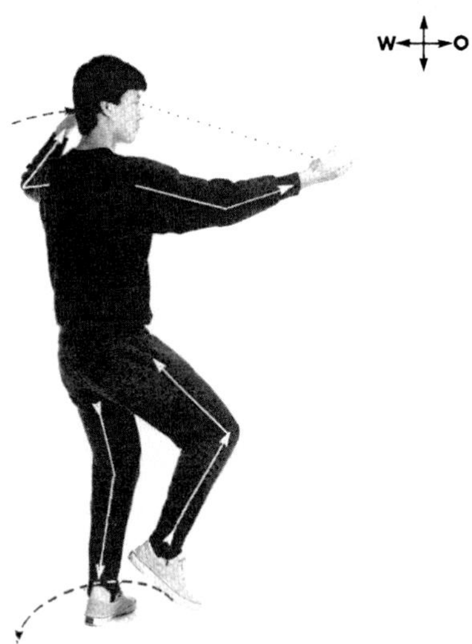

2. SCHRITT der 6. ÜBUNG:
Wie der 1. Schritt, aber seitenverkehrt.
LINKES KNIE (soll leicht gebeugt sein) leicht strecken, RECHTER FUSS macht einen Schritt zurück, Spitze zuerst aufsetzen.
LINKEN ARM im Ellbogengelenk beugen, dadurch nähert sich die LINKE HAND dem linken Ohr;

6. Übung: Zurückgehen und Arme wirbeln (Die Affen verjagen) – 1. Schritt

63

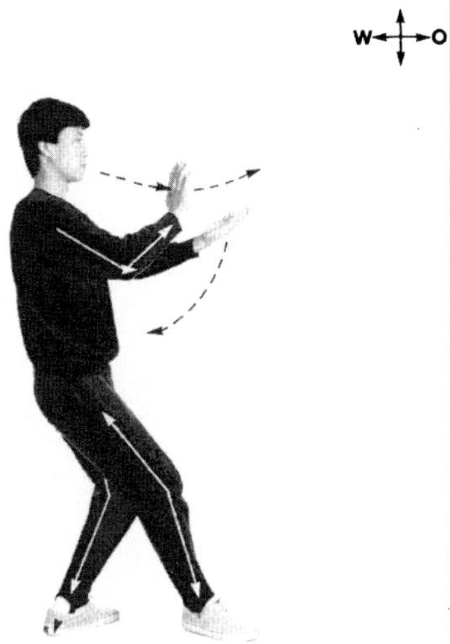

RECHTES HANDGELENK fallen lassen, dadurch kommt die RECHTE HANDFLÄCHE nach vorne, gleichzeitig

64

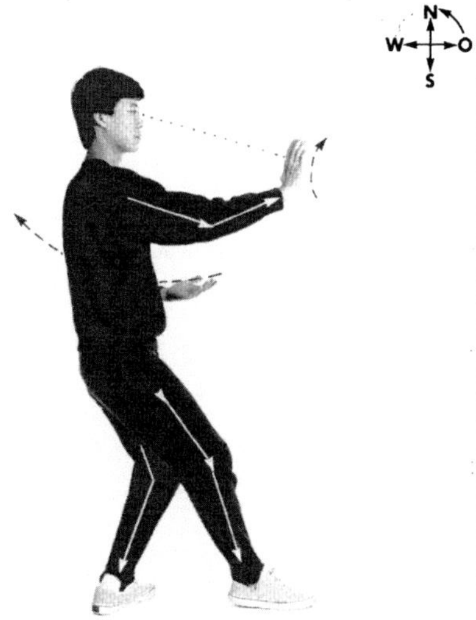

GEWICHT auf den LINKEN FUSS, verlagern, gleichzeitig LINKE HAND (HANDFLÄCHE oben) in flachem Bogen an der linken Hüfte vorbei . . .

6. Übung: Zurückgehen und Arme wirbeln (Die Affen verjagen) – 2. Schritt

67

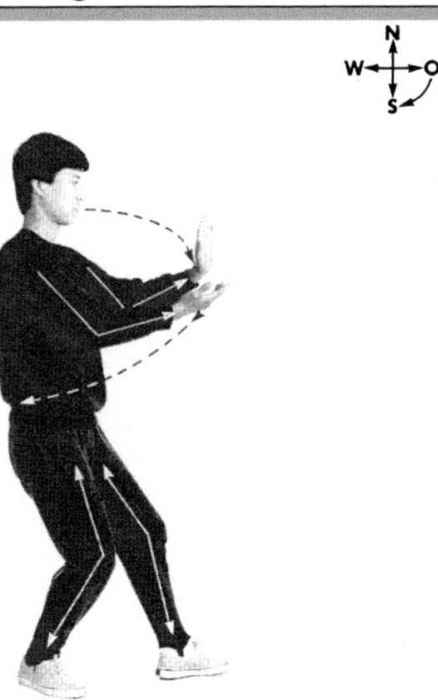

LINKE HAND vorschieben, Richtung O.
LINKE HANDFLÄCHE schaut anfangs nach unten, ab Ohrhöhe nach vorne (LINKES HANDGELENK fallen lassen); gleichzeitig

68

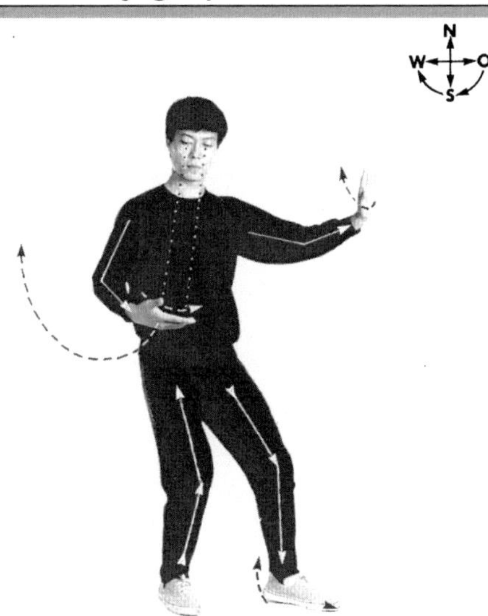

RECHTE HAND in flachem Bogen an der rechten Hüfte vorbei nach rechts hinten oben ziehen, (SW).
RECHTE HANDFLÄCHE schaut nach oben; gleichzeitig

6. Übung: Zurückgehen und Arme wirbeln (Die Affen verjagen) – 2. Schritt

69

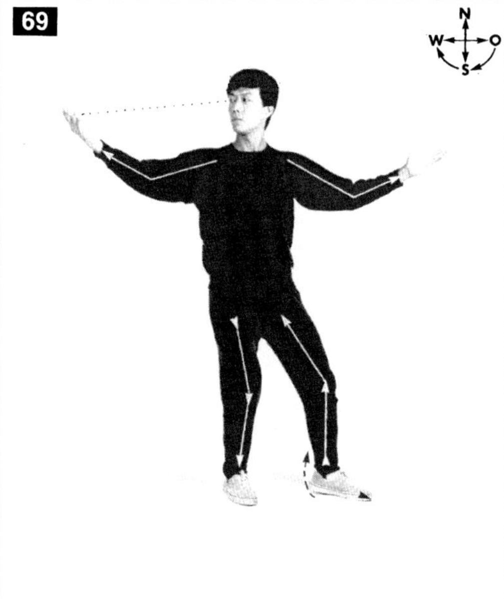

GEWICHT auf den rechten Fuß verlagern, dadurch wird die LINKE FERSE leicht angehoben, LINKE FUSS-SPITZE bleibt am Boden;
BLICK folgt der rechten Hand; sobald deren Bewegung beendet ist . . .

70

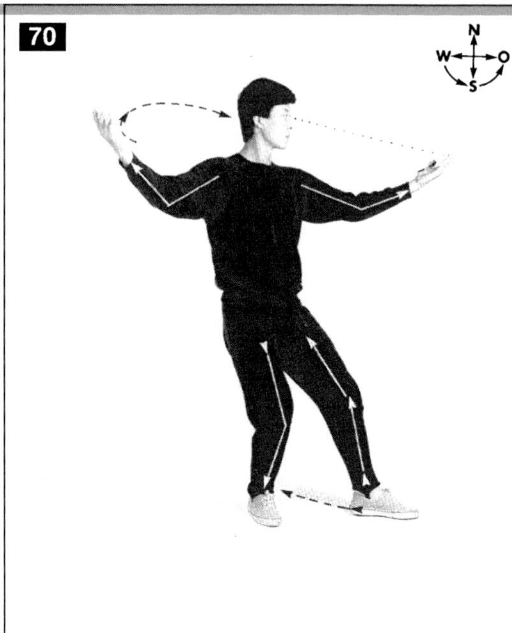

KÖRPER UND BLICK über S zurück nach O wenden; während der Blick die linke Hand erreicht, dreht die
LINKE HANDFLÄCHE nach oben.

6.Übung: Zurückgehen und Arme wirbeln (Die Affen verjagen) – 3. Schritt

73

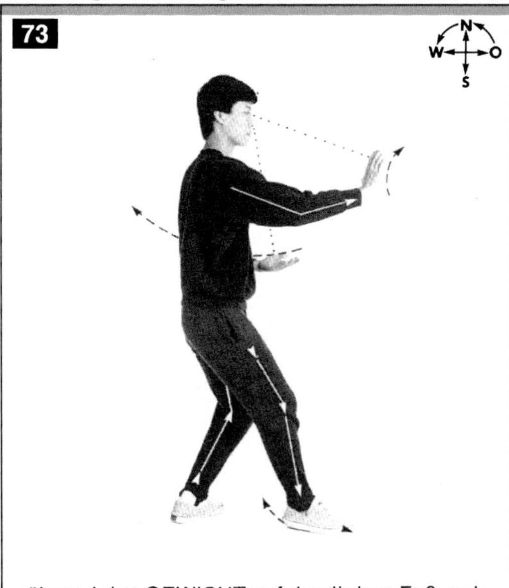

während das GEWICHT auf den linken Fuß verlagert und die RECHTE FERSE leicht angehoben wird (FUSS-SPITZE bleibt auf dem Boden), LINKE HAND (HANDFLÄCHE oben) in flachem Bogen an der linken Hüfte vorbei nach links hinten oben ziehen (NW);
BLICK folgt der linken Hand;

74

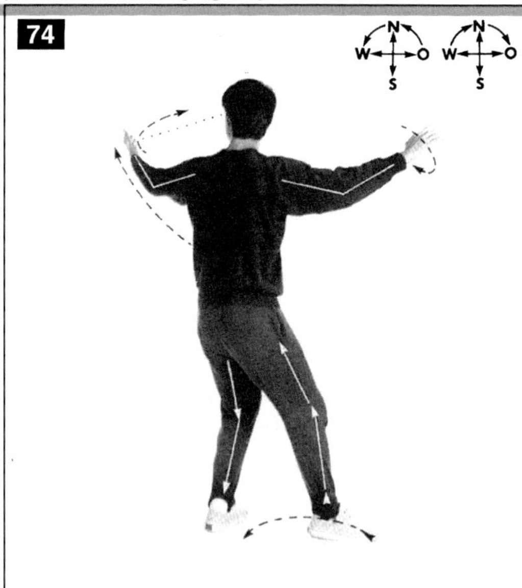

Sobald die linke Handbewegung vollendet ist, KÖRPER und BLICK wieder zurück von W nach N nach O (nicht im Bild)

4. SCHRITT der 6. ÜBUNG:
Beginnt wie der 2. Schritt, endet mit Ballhaltung rechts.

6. Übung: Zurückgehen und Arme wirbeln (Die Affen verjagen) – 3. Schritt

71

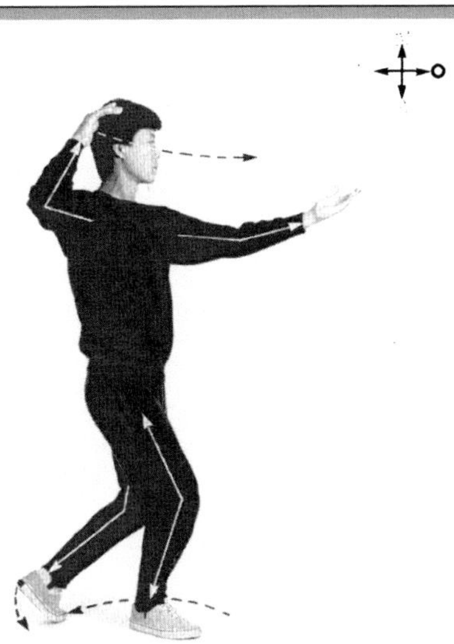

3. SCHRITT der 6. ÜBUNG:
gleich wie der 1. Schritt.
RECHTES KNIE (soll leicht gebeugt sein) leicht strecken, LINKER FUSS macht einen Schritt zurück, Spitze zuerst aufsetzen.
RECHTEN ARM im Ellbogengelenk beugen, dadurch nähert sich RECHTE HAND dem rechten Ohr.

72

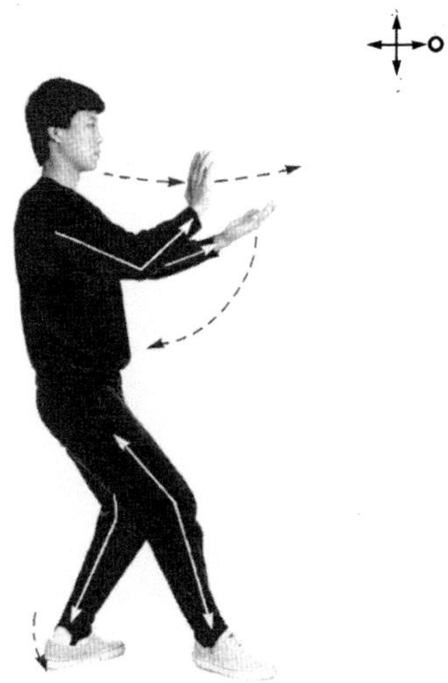

RECHTE HAND vorschieben Richtung O;
RECHTE HANDFLÄCHE schaut anfangs nach unten, ab Ohrhöhe nach vorne, gleichzeitig . . .

6. Übung: Zurückgehen und Arme wirbeln (Die Affen verjagen) – 4. Schritt

75

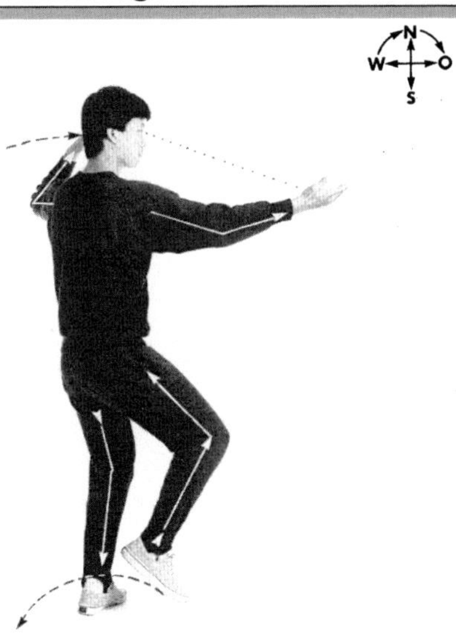

LINKES KNIE (soll leicht gebeugt sein) leicht strecken, RECHTER FUSS macht einen Schritt zurück, Spitze zuerst aufsetzen.
LINKEN ARM im Ellbogengelenk beugen, dadurch kommt die LINKE HAND zum linkem Ohr.

76

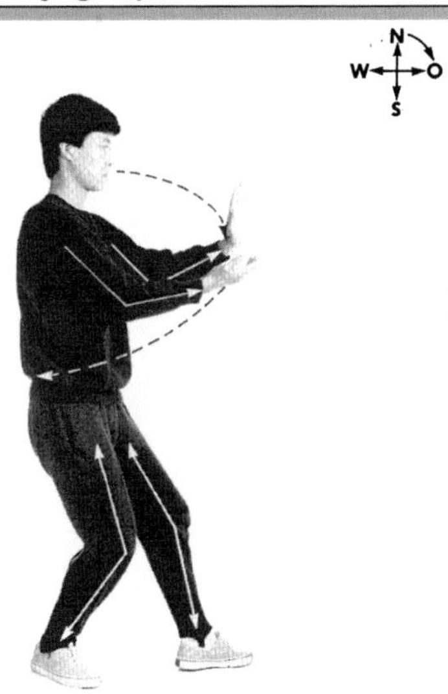

LINKE HAND vorschieben Richtung O.
LINKE HANDFLÄCHE schaut anfangs nach unten, ab Ohrhöhe nach vorne.

6. Übung: Zurückgehen und Arme wirbeln (Die Affen verjagen) – 4. Schritt

77

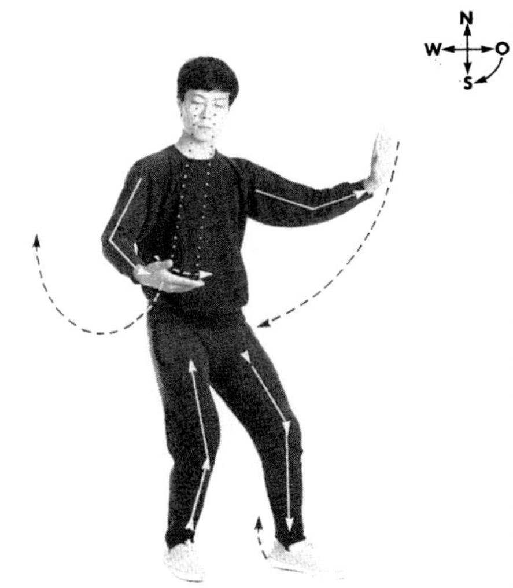

RECHTE HAND anfangs wie beim 2. Schritt dieser Übung im Bogen an der rechten Hüfte vorbei nach oben ziehen (SW) . . .

78

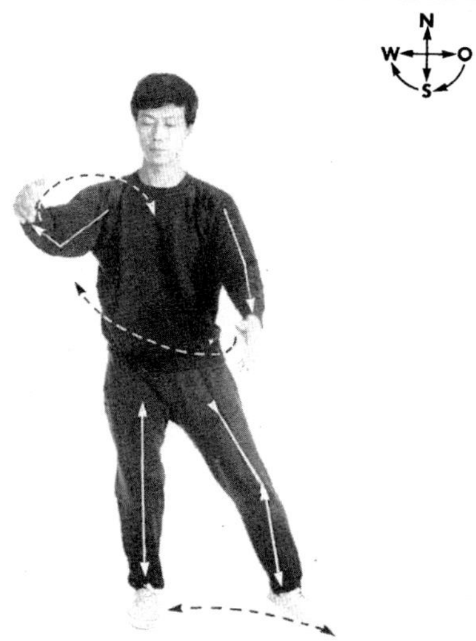

. . . aber dann den Bogen nach oben zu einem Halbkreis fortsetzen, während der KÖRPER nach rechts (SW) dreht und die LINKE HAND „schaufelnd" Richtung linke Hüfte sinkt . . .

7. Übung: Haschen nach dem Vogelschwanz nach links

80

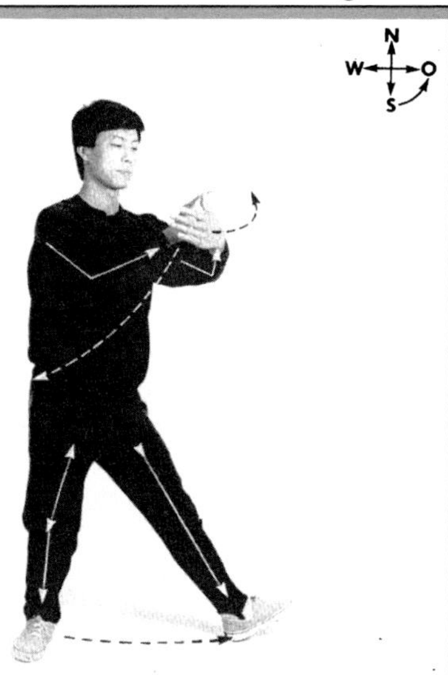

Während sich der KÖRPER nach links (O) dreht, AUSFALLSCHRITT LINKS nach O, Ferse zuerst aufsetzen; Sobald die Ferse den Boden erreicht hat, beginnen, die LINKE HAND von der rechten Hüfte schräg nach rechts oben bis in Augenhöhe zu ziehen . . .

81

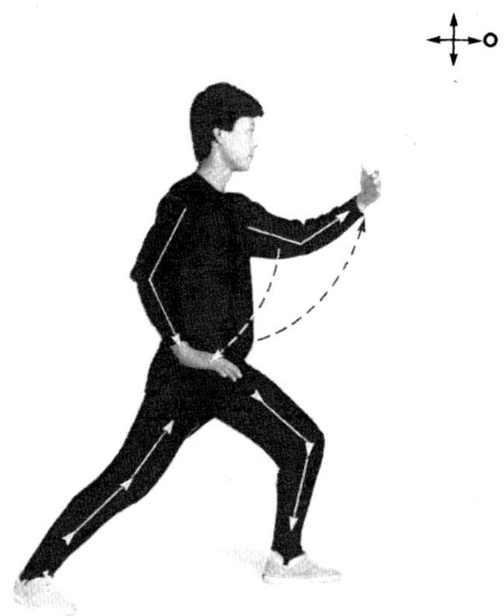

. . . fortsetzen während das GEWICHT durch Abrollen über die linke Sohle zur SCHÜTZESTELLUNG LINKS vorverlagert wird und der KÖRPER ganz nach O dreht; gleichzeitig PFERDEMÄHNE TEILEN RECHTS: RECHTE HAND rechts von Brusthöhe ab- und rückwärts ziehen bis in Hüfthöhe; HANDFLÄCHE nach unten, FINGERSPITZEN nach vorne; BLICK in die LINKE HANDFLÄCHE wie in einen Spiegel.

6. Übung: Zurückgehen und Arme wirbeln (Die Affen verjagen) – Abschluß

79

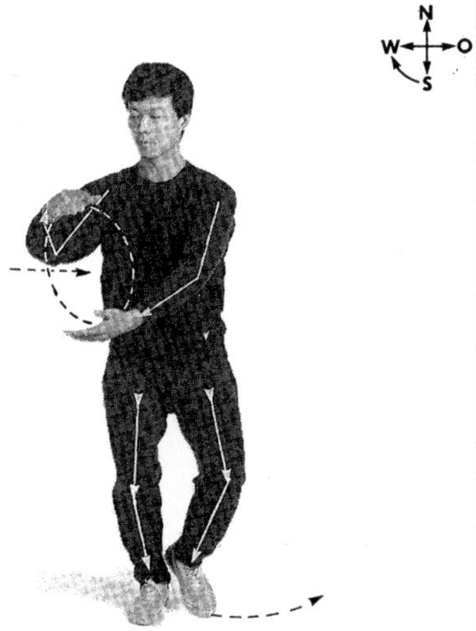

. . . dann in einem Bogen vor dem Bauch zur rechten Hüfte geht (HANDFLÄCHE jetzt oben), kommt die RECHTE HAND (HANDFLÄCHE unten) vor die rechte Brust zur BALLHALTUNG RECHTS; währenddessen dreht der KÖRPER vollends nach S und die LINKE FUSS-SPITZE wird zur rechten Ferse herangezogen;

7. Übung: Haschen nach dem Vogelschwanz nach links

82

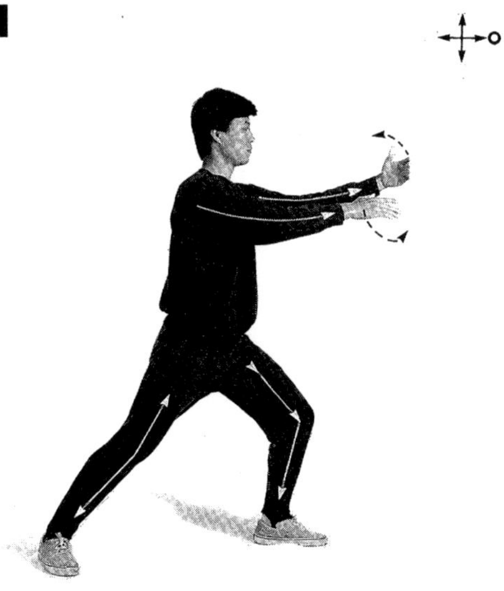

Weiter in SCHÜTZESTELLUNG LINKS die RECHTE HAND von rechter Hüfte in einem Bogen wieder aufwärts bis nahe zur linken Hand ziehen. LINKE HANDFLÄCHE schaut zum Gesicht, RECHTE HANDFLÄCHE nach unten;

83

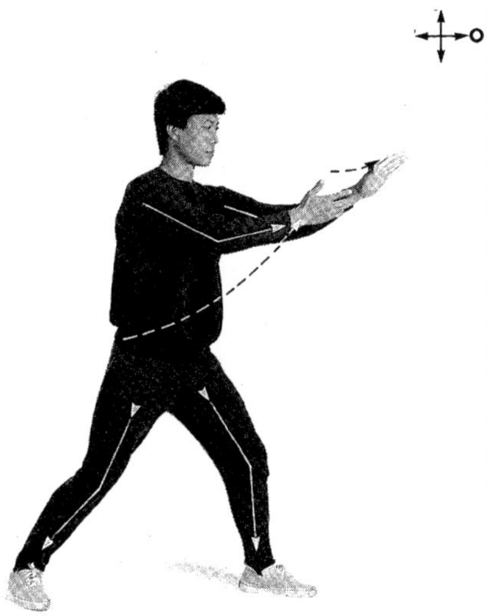

Weiter SCHÜTZESTELLUNG LINKS; sobald die RECHTE HAND auf Höhe des linken Handgelenkes angelangt ist, geht die LINKE HAND spurweise nach vorne, dann LINKE HANDFLÄCHE nach unten, RECHTE HANDFLÄCHE nach oben drehen; BLICK auf die linke Hand;

7. Übung: Haschen nach dem Vogelschwanz nach links

84

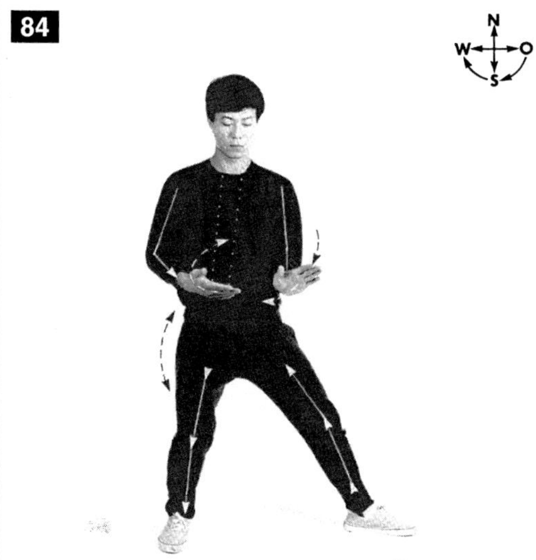

Während das Gewicht durch ZURÜCKSETZEN auf das RECHTE BEIN verlagert wird – LINKEN FUSS trotzdem ganz auf dem Boden lassen! – KÖRPER von O nach S drehen; BEIDE HÄNDE in einem Bogen vor dem Körper von Augenhöhe im O nach SSW in Taillenhöhe ziehen;
BLICK folgt der rechten Hand, die in der Endstellung einen kleinen Kreis gegen den Uhrzeigersinn beschreibt;

85

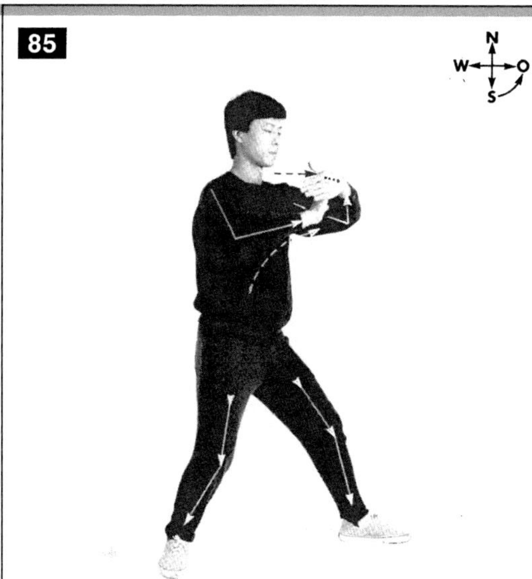

2. bis 5. Finger der RECHTEN HAND der Innenseite des LINKEN UNTERARMES in Handgelenkgegend annähern, KÖRPER wieder nach O zurückdrehen (s. Abb. 85a).

7. Übung: Haschen nach dem Vogelschwanz nach links

86

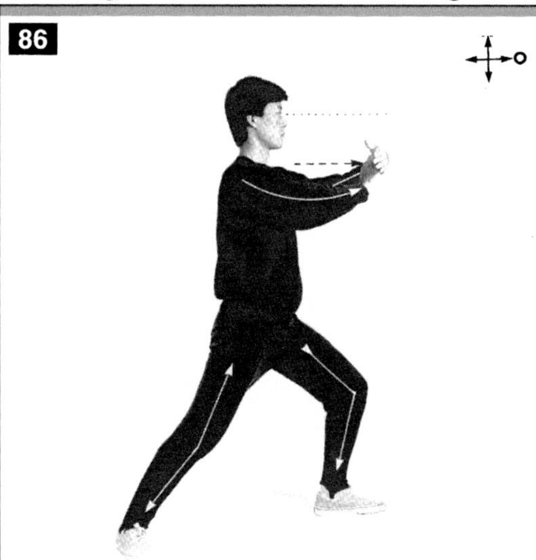

Während das GEWICHT durch ABROLLEN über die LINKE SOHLE wieder nach vorne (O) zur SCHÜTZESTELLUNG LINKS verlagert wird, führt die RECHTE HAND den LINKEN UNTERARM, dessen Ellbogen sich ganz wenig streckt, nach vorne – in Höhe des oberen Brustkorbes;
LINKE HANDFLÄCHE schaut zum Körper, RECHTE HANDFLÄCHE schaut nach vorne (s. Abb. 86a, b); BLICK nach vorne (O)

87

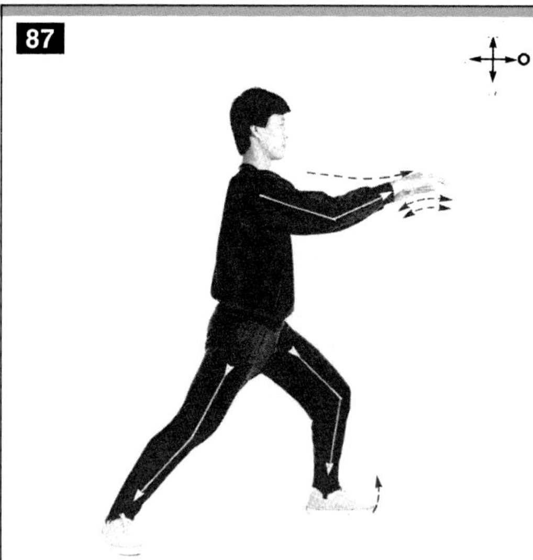

BEIDE HÄNDE gehen etwas nach vorne;
BEIDE HANDFLÄCHEN nach unten drehen; die nun GEKREUZTEN HÄNDE so trennen, daß die RECHTE HANDFLÄCHE über den linken Handrücken streicht (s. Abb. 86b, 87a);

7. Übung: Haschen nach dem Vogelschwanz nach links

85a

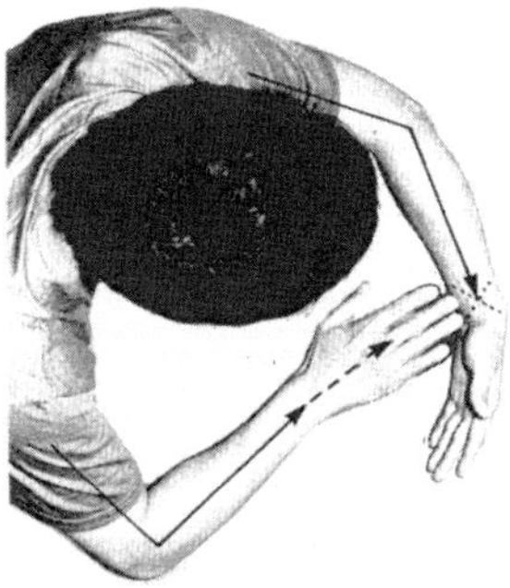

86a

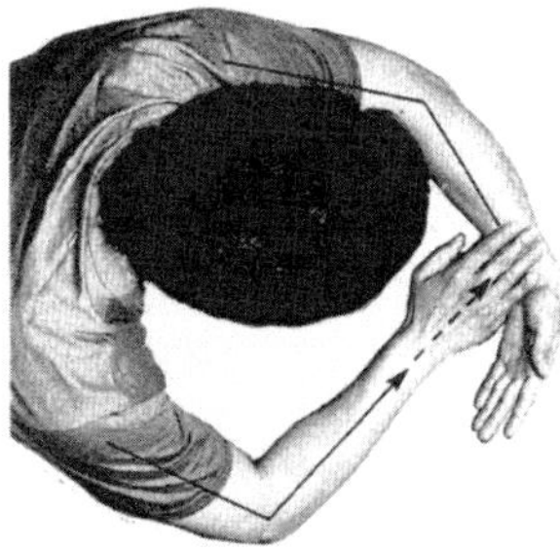

86b

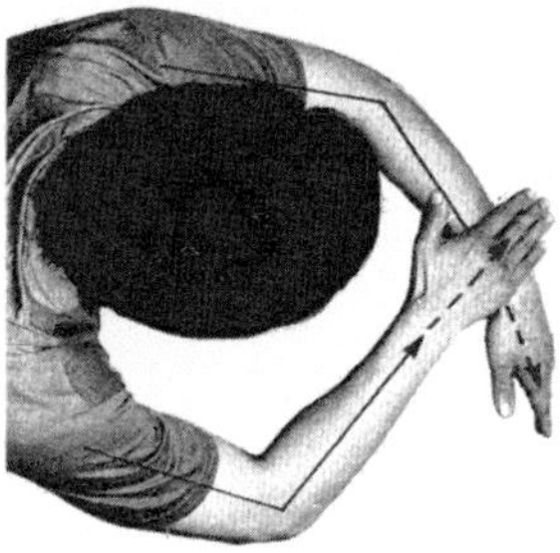

87a

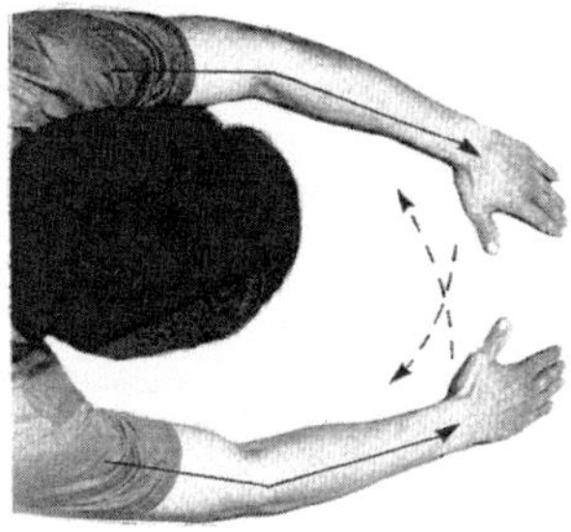

Handbewegung zu Abb. 85–87.

7. Übung: Haschen nach dem Vogelschwanz nach links

88

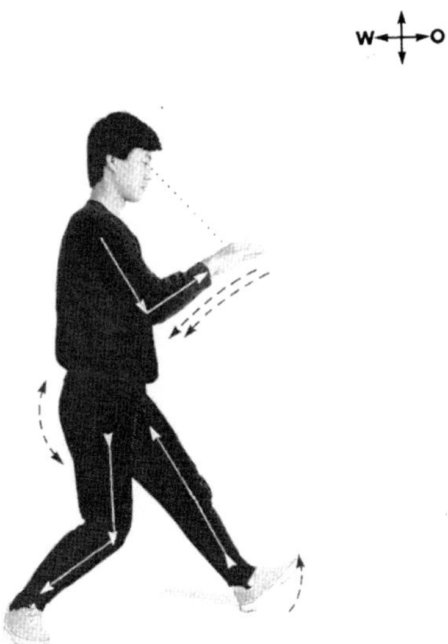

Während das GEWICHT noch einmal durch ZURÜCKSETZEN auf das RECHTE BEIN verlagert wird – diesmal hebt sich die LINKE FUSSSPITZE durch bleibenden Hakenfuß . . .

89

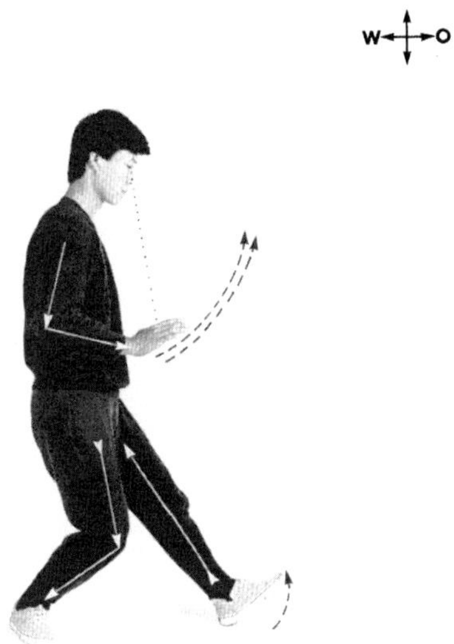

BEIDE HÄNDE zum Körper und sanft abwärts bis ca. Taillenhöhe ziehen; BLICK auf die Hände;

7. Übung: Haschen nach dem Vogelschwanz nach links

90

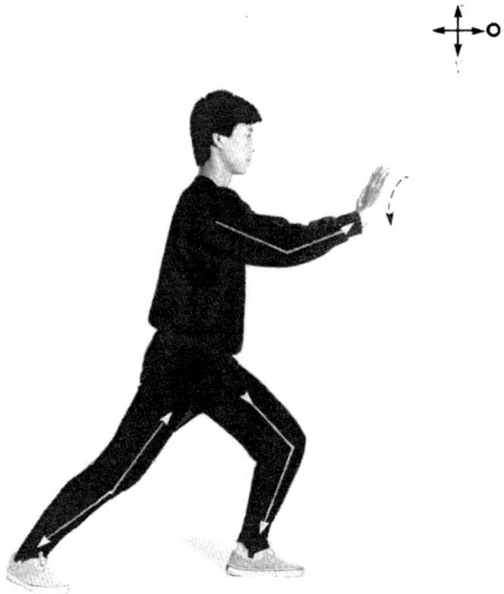

GEWICHT wieder nach vorne verlagern, zur SCHÜTZESTELLUNG LINKS.
Während des Abrollens über die LINKE SOHLE gehen BEIDE HÄNDE in einem Bogen nach oben und vorne (O), im letzten Teil VORWÄRTSBEWEGUNG betonen; HANDFLÄCHEN schauen nach vorne; HANDGELENKE leicht fallen lassen; FINGER in Mundhöhe;
BLICK vorwärts über die Fingerspitzen.

91

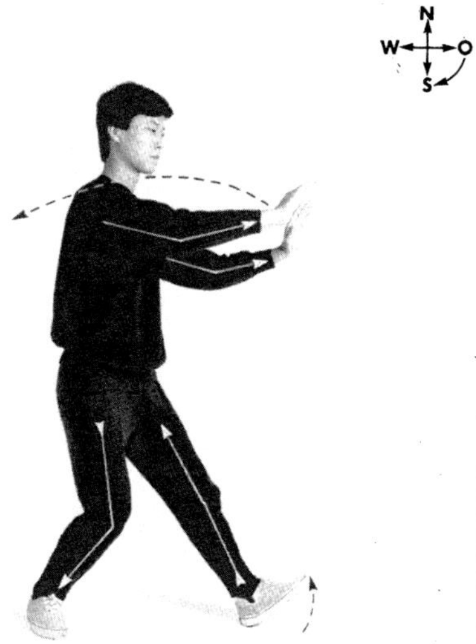

Ein drittes Mal das GEWICHT durch ZURÜCKSETZEN auf das RECHTE BEIN verlagern, LINKE FUSS-SPITZE wieder aufstellen, LINKE FERSE bleibt auf dem Boden;

7. Übung: Haschen nach dem Vogelschwanz nach links

94

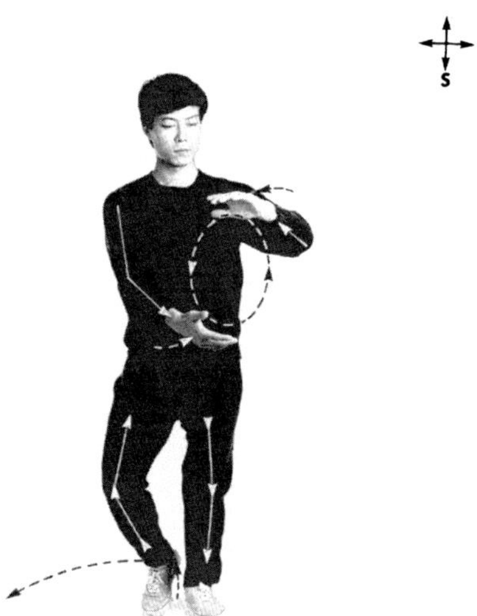

BALLHALTUNG LINKS: LINKE HAND oben vor linker Brust, dreht mit sparsamer Bewegung die LINKE HANDFLÄCHE nach unten;
RECHTE HAND unten, vor der linken Hüfte, HANDFLÄCHE nach oben; RECHTE FUSS-SPITZE auf Höhe der linken Ferse beiziehen.

7. Übung: Haschen nach dem Vogelschwanz nach links

92

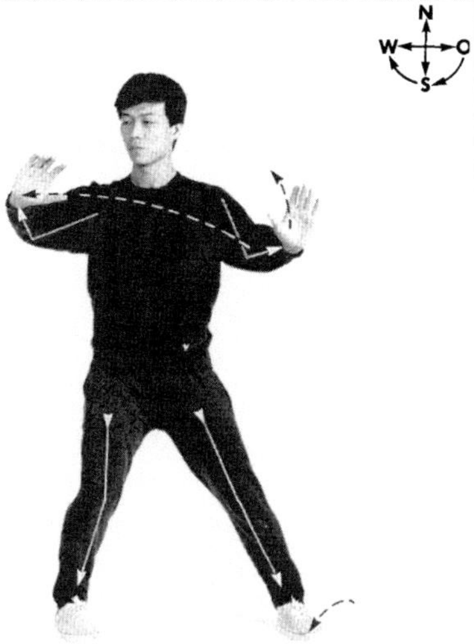

80% des GEWICHTES sind auf dem RECHTEN BEIN;
KÖRPER, RECHTE HAND UND LINKE FUSS-SPITZE drehen sich nach rechts, von O nach S;
die nun PARALLELEN FUSS-SPITZEN schauen nach S;
HÄNDE in Schulterhöhe, HANDFLÄCHEN schauen nach vorne (S);
BLICK auf die rechte Hand;

93

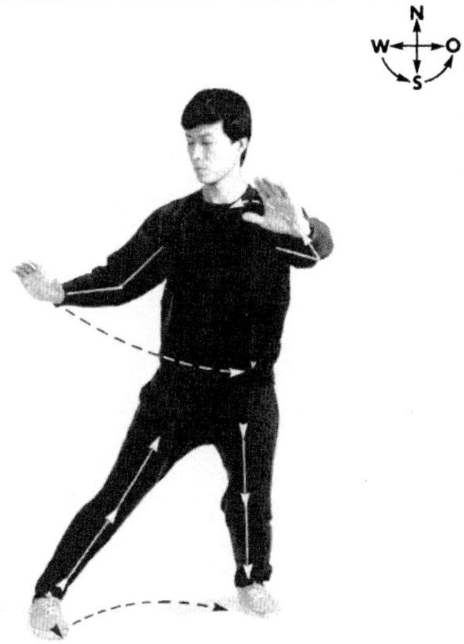

GEWICHT auf das LINKE BEIN verlagern, gleichzeitig RECHTE HAND in einem Halbkreis von Schulterhöhe rechts nach unten vor die linke Hüfte bringen, dabei „Qi schaufeln";

8. Übung: Haschen nach dem Vogelschwanz nach rechts

95

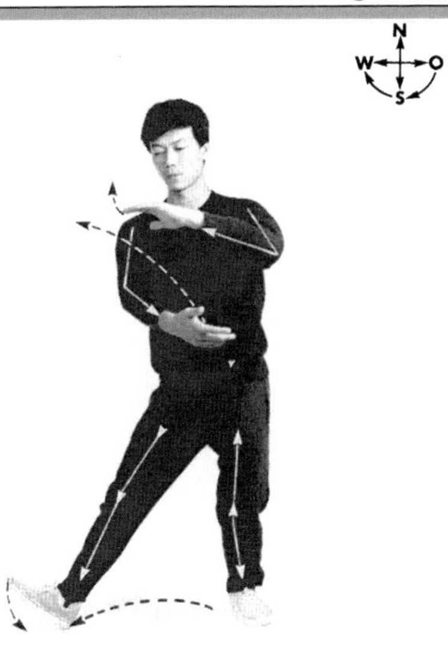

ist die gleiche Bewegung wie Übung 7, aber seitenverkehrt.
Während sich der KÖRPER nach rechts (W) dreht, AUSFALLSCHRITT RECHTS nach W (Ferse zuerst aufsetzen!);

96

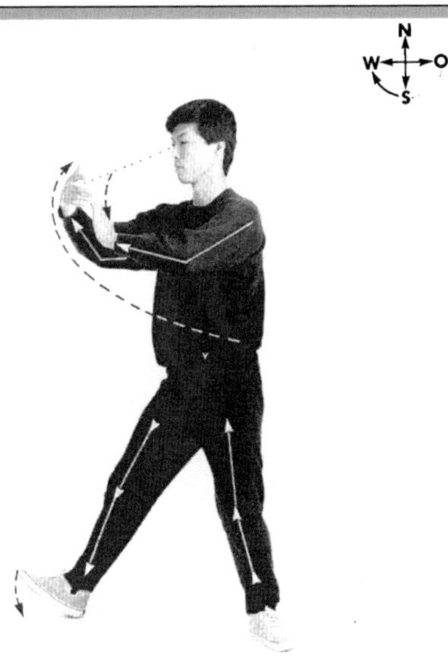

Sobald die Ferse den Boden erreicht hat, beginnen, die RECHTE HAND von der linken Hüfte schräg nach rechts oben bis in Augenhöhe zu ziehen, fortsetzen . . .

8. Übung: Haschen nach dem Vogelschwanz nach rechts

97

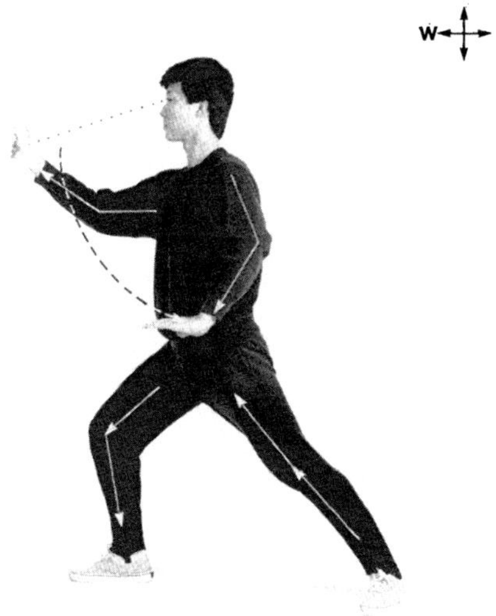

. . . während das GEWICHT durch Abrollen über die RECHTE SOHLE zur SCHÜTZESTELLUNG RECHTS vorverlagert wird, LINKS PFERDEMÄHNE TEILEN: LINKE HAND von Brusthöhe links ab- und rückwärts ziehen bis in Hüfthöhe links, HANDFLÄCHE schaut nach unten, FINGERSPITZEN nach vorne.
KÖRPER schaut nach W, BLICK in RECHTE HANDFLÄCHE (Spiegel).

98

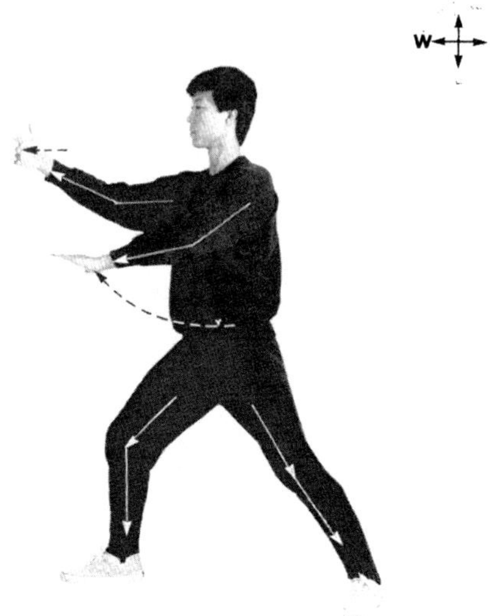

In SCHÜTZESTELLUNG RECHTS die LINKE HAND von linker Hüfte in einem Bogen wieder aufwärts bis nahe zur rechten Hand ziehen;
RECHTE HANDFLÄCHE schaut zum Körper, die LINKE HANDFLÄCHE nach unten;

8. Übung: Haschen nach dem Vogelschwanz nach rechts

101

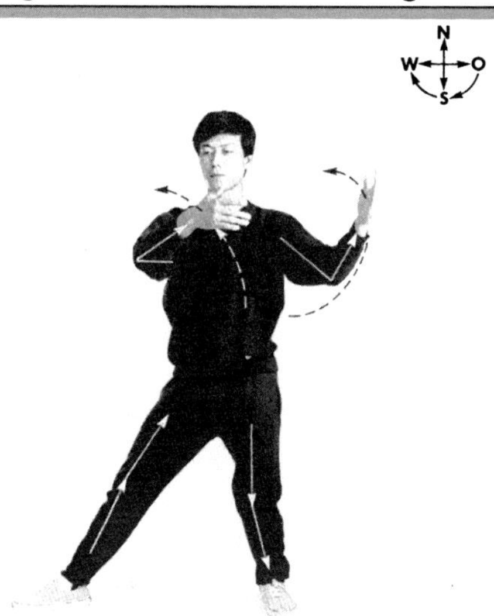

KÖRPER wieder nach W zurückdrehen, . . .

102

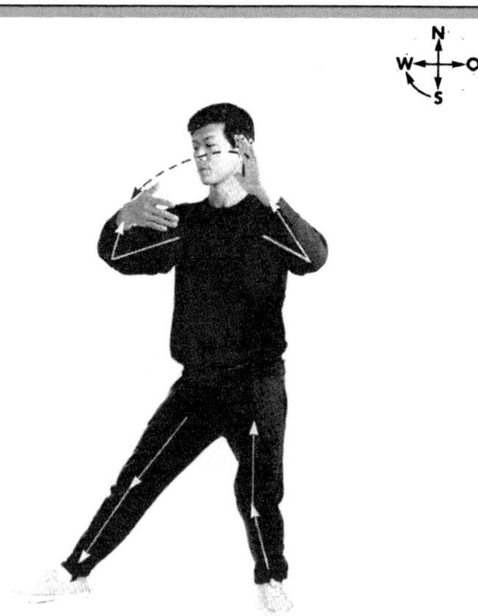

. . . gleichzeitig den 2. bis 4. Finger der LINKEN HAND der Innenseite des RECHTEN UNTERARMS nahe dem Handgelenk annähern;

8. Übung: Haschen nach dem Vogelschwanz nach rechts

99

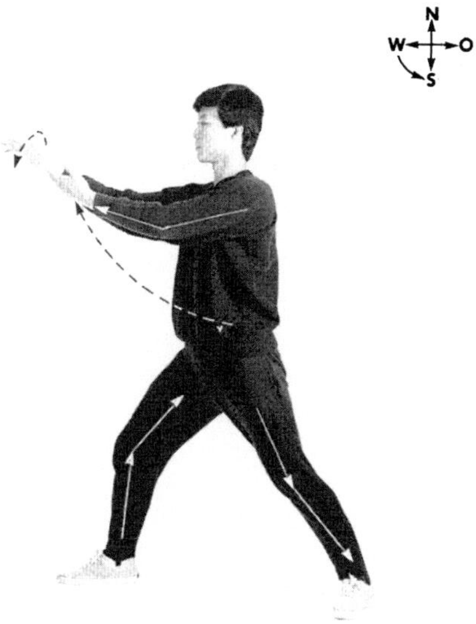

Weiter SCHÜTZESTELLUNG RECHTS; sobald die linke Hand auf Höhe des rechten Handgelenkes angelangt ist, geht die RECHTE HAND spurweise nach vorne oben; dann RECHTE HANDFLÄCHE nach unten, LINKE HANDFLÄCHE nach oben drehen;
BLICK auf die rechte Hand . . .

100

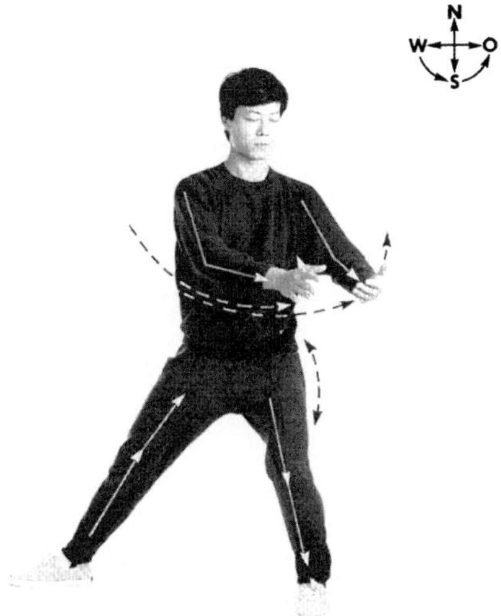

. . . während das GEWICHT durch ZURÜCKSETZEN auf das LINKE BEIN verlagert wird – RECHTEN FUSS trotzdem ganz auf dem Boden lassen!! – den KÖRPER von W nach S drehen; BEIDE HÄNDE in einem Bogen von Augenhöhe im W vor dem Körper nach SSO in Taillenhöhe ziehen;
BLICK folgt der linken Hand, die in Endstellung einen kleinen Kreis im Uhrzeigersinn beschreibt;

8. Übung: Haschen nach dem Vogelschwanz nach rechts

102a

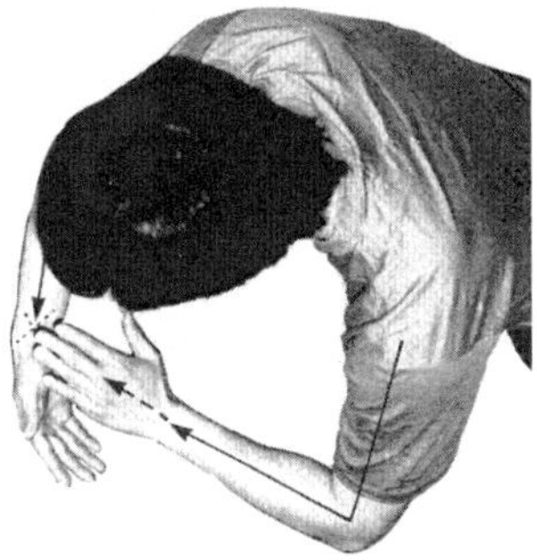

103a

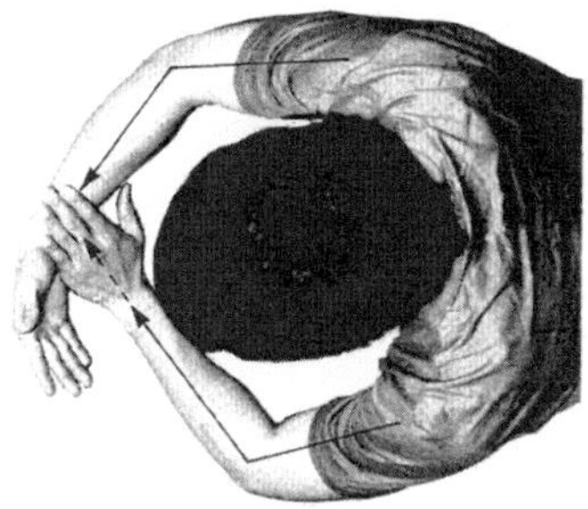

104a

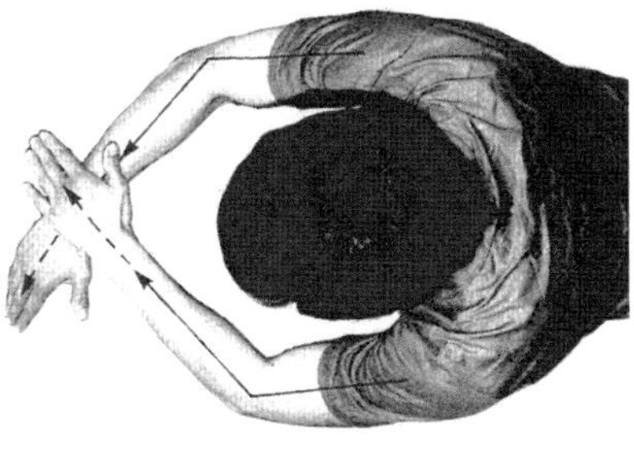

105a

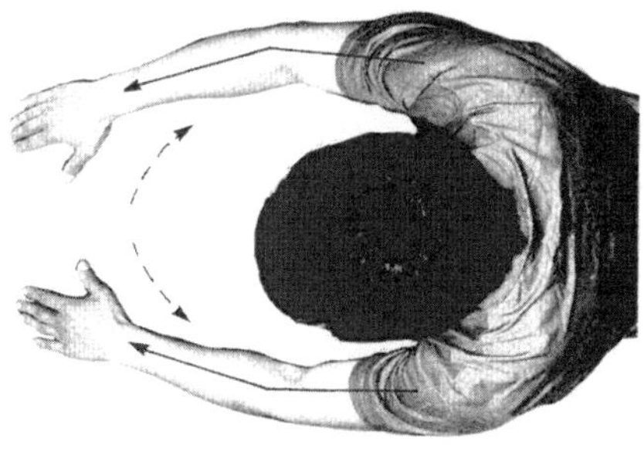

8. Übung: Haschen nach dem Vogelschwanz nach rechts

103

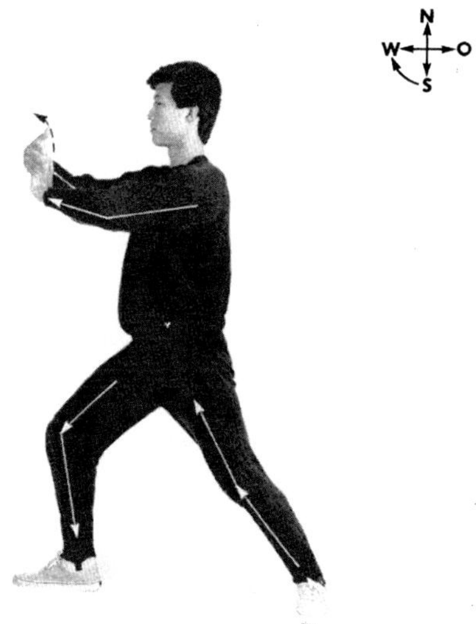

GEWICHT wieder nach vorne verlagern zur SCHÜTZESTELLUNG RECHTS; während des Abrollens über die RECHTE SOHLE führt die LINKE HAND den RECHTEN UNTERARM, dessen Ellbogen sich ganz wenig streckt, nach vorne, in Höhe des oberen Brustkorbes;
RECHTE HANDFLÄCHE schaut zum Körper, LINKE HANDFLÄCHE nach vorne;
BLICK geradeaus (W);

104

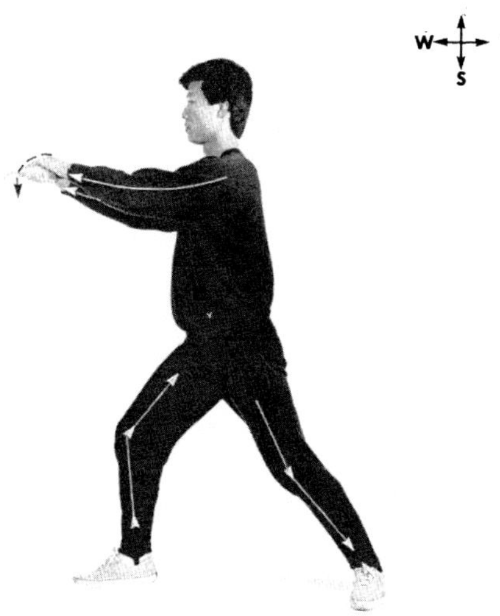

BEIDE HÄNDE gehen etwas nach vorne; dann beide HANDFLÄCHEN nach unten drehen; die nunmehr GEKREUZTEN HÄNDE so trennen, daß die LINKE HANDFLÄCHE über den rechten Handrücken streicht;

8. Übung: Haschen nach dem Vogelschwanz nach rechts

107

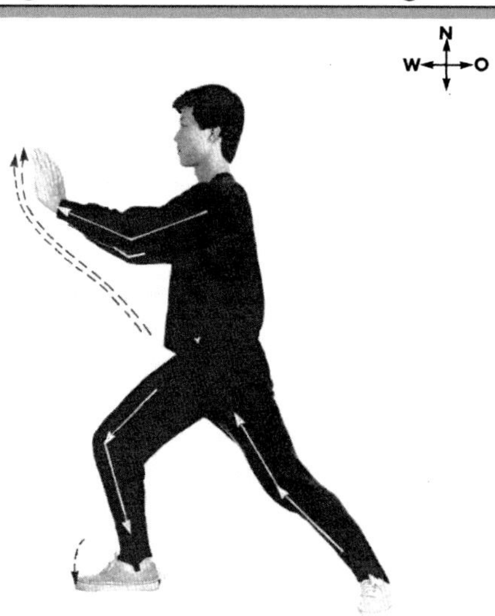

GEWICHT wieder nach vorne zur SCHÜTZESTELLUNG RECHTS verlagern; während des Abrollens über die RECHTE SOHLE gehen BEIDE HÄNDE in einem Bogen nach oben und vorne, im letzten Teil VORWÄRTSBEWEGUNG betonen; HANDFLÄCHEN schauen nach vorne; HANDGELENKE leicht fallen lassen;
FINGER in Mundhöhe; BLICK geradeaus nach W über die Fingerspitzen.

8. Übung: Haschen nach dem Vogelschwanz nach rechts

105

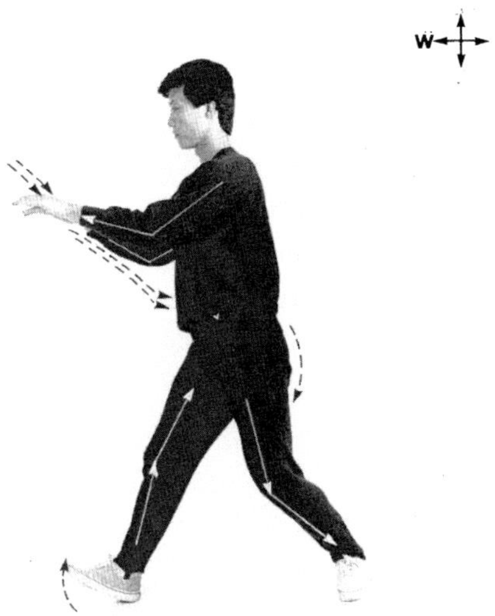

noch einmal GEWICHT durch ZURÜCKSETZEN auf das LINKE BEIN verlagern; diesmal hebt sich die RECHTE FUSS-SPITZE durch bleibenden Hakenfuß;

106

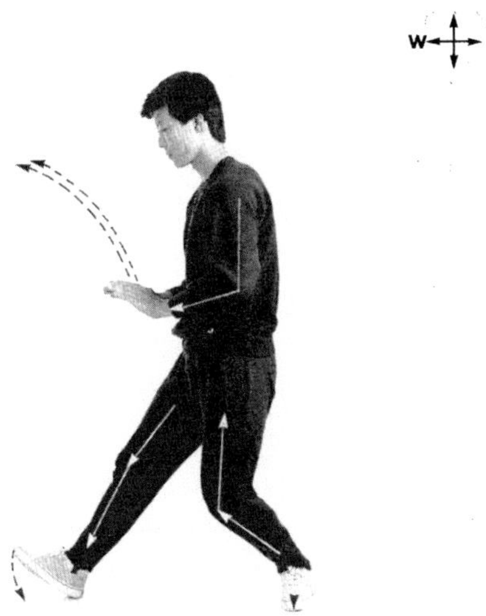

BEIDE HÄNDE zum Körper und sanft abwärts bis ca. Taillenhöhe ziehen;
BLICK auf die Hände;

9. Übung: Die einzelne Peitsche

108

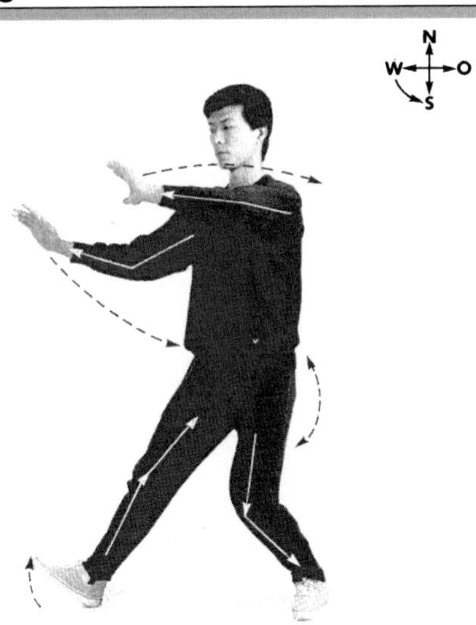

GEWICHT durch ZURÜCKSETZEN auf das LINKE BEIN verlagern, RECHTE FUSS-SPITZE heben (Hakenfuß);
KÖRPER, RECHTE HAND, UND RECHTE FUSS-SPITZE drehen sich nach links von W nach S (die linke Hand sogar bis SO);
BEIDE HÄNDE in Mundhöhe;
FUSS-SPITZEN schauen parallel nach S.

109

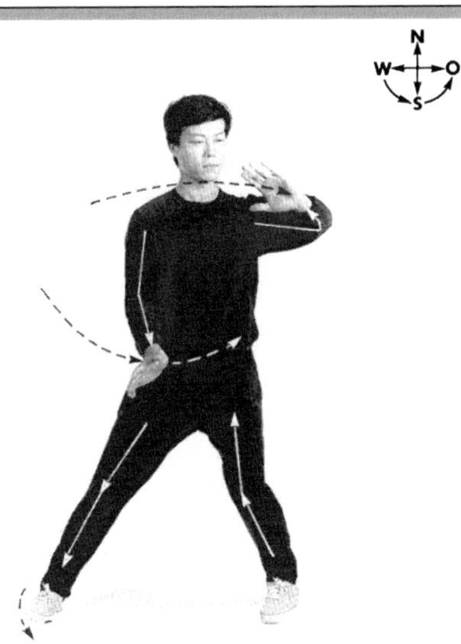

RECHTE HAND bewegt sich in einem Bogen von rechts oben zur rechten, dann zur linken Hüfte;
LINKE HAND geht in Augenhöhe nach links, die LINKE HANDFLÄCHE schaut nach außen;

9. Übung: Die einzelne Peitsche

110

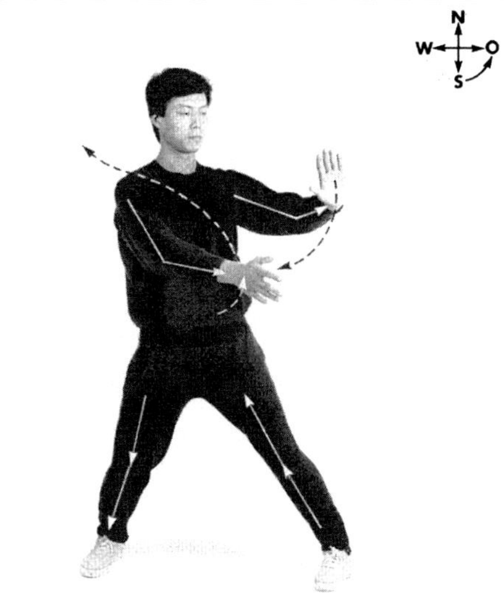

GEWICHT nach rechts verlagern;
KÖRPER dreht leicht nach links (SSO);
RECHTE HAND geht von linker Hüfte schräg nach rechts oben, RECHTE HANDFLÄCHE schaut anfangs zum Körper;

111

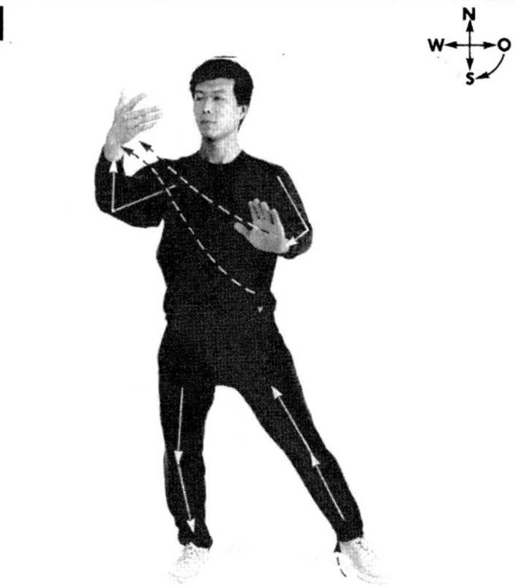

LINKE HAND geht von links oben in einem Bogen zur Taille rechts unten, HANDFLÄCHE schaut nach außen

9. Übung: Die einzelne Peitsche

112a

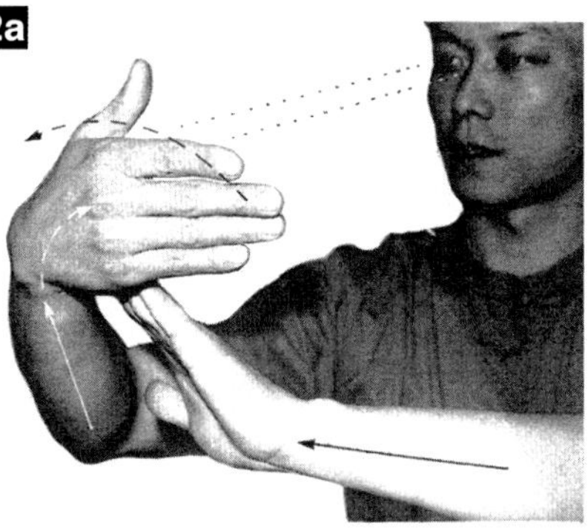

Übung wiederholt sich bei 156/157.

112b

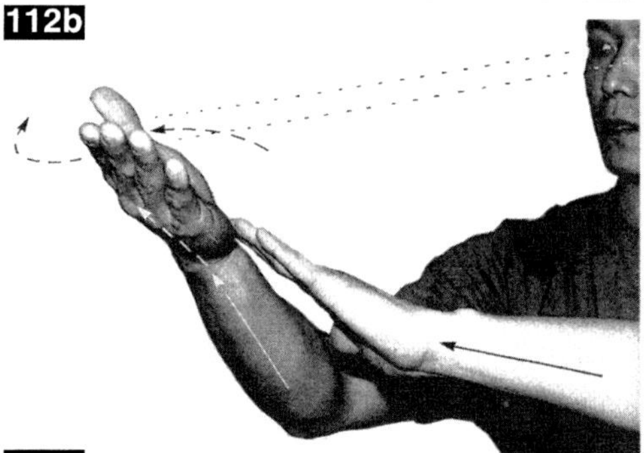

112d

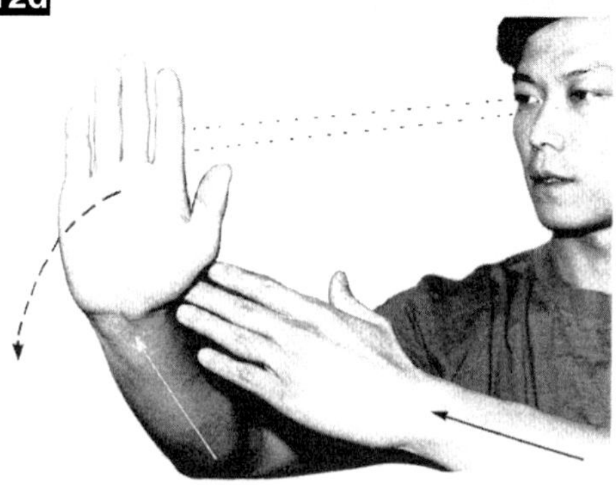

9. Übung: Die einzelen Peitsche

112

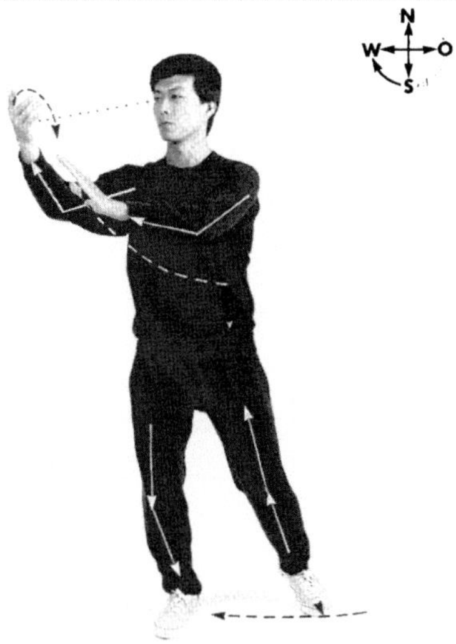

Während die RECHTE HAND Augenhöhe erreicht, kommt die LINKE HAND von der Taille herauf zum rechten Handgelenk;
LINKE HANDFLÄCHE „schaufelt" während der Aufwärtsbewegung, neben dem rechten Handgelenk schaut die linke Handfläche zum Körper.
In Augenhöhe den RECHTEN HANDTELLER sanft nach oben kippen, RECHTE FINGERSPITZEN zeigen nach außen;

113

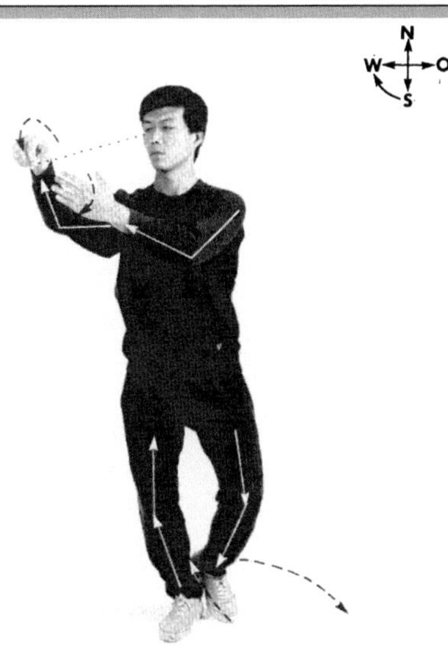

Während die LINKE FUSS-SPITZE auf Fersenhöhe rechts herangezogen wird, greifen die Finger mit einem Bogen im Uhrzeigersinn Unsichtbares aus der Luft, indem sich die fünf Fingerspitzen schließen. Dann RECHTES HANDGELENK fallen lassen nach außen unten;
BLICK auf die rechte Hand.

9. Übung: Die einzelne Peitsche

112c

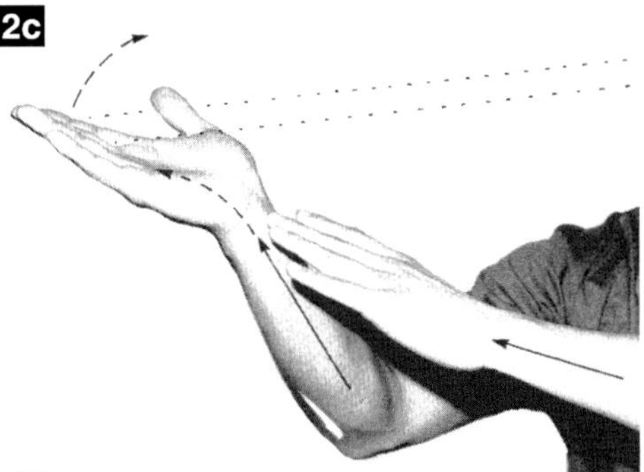

113a

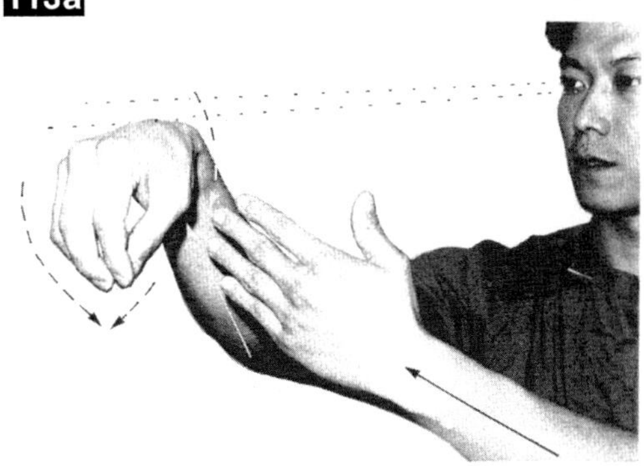

114

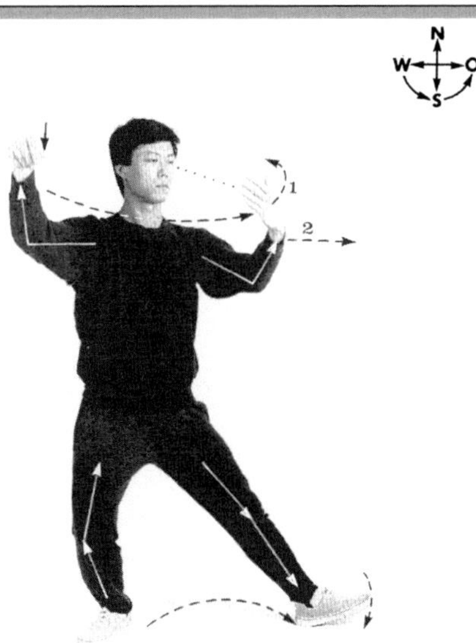

AUSFALLSCHRITT LINKS und KÖRPERDREHUNG nach O;
LINKE HAND bewegt sich vor den Augen in einem horizontalen Bogen nach links, die Handfläche schaut zum Gesicht;
BLICK in die linke Handfläche.

9. Übung: Die einzelne Peitsche

115

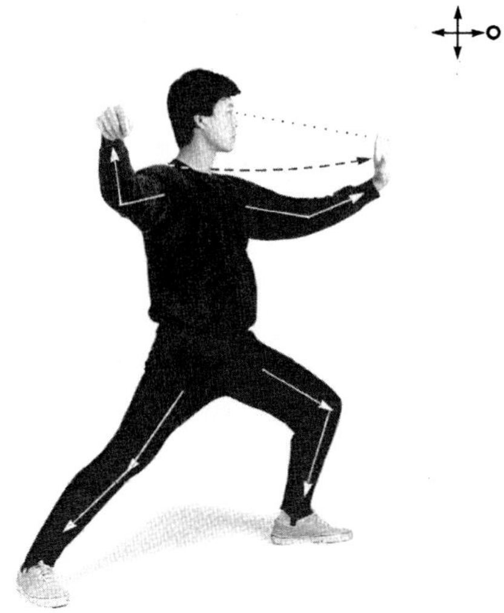

Während des Abrollens zur SCHÜTZESTELLUNG LINKS die LINKE HANDFLÄCHE nach vorne drehen und in Mundhöhe vorwärts (O) schieben;
LINKEN ELLBOGEN ganz leicht strecken;
LINKES HANDGELENK ein wenig fallen lassen, RECHTE HAND, mit der einzelnen Peitsche zeigt nach SSW. Die RECHTE HAND darf nicht höher als die Schulter sein! BLICK vorwärts;

10. Übung: Hände im Wolkenfluß – Wolkenhände – 1. Schritt

118

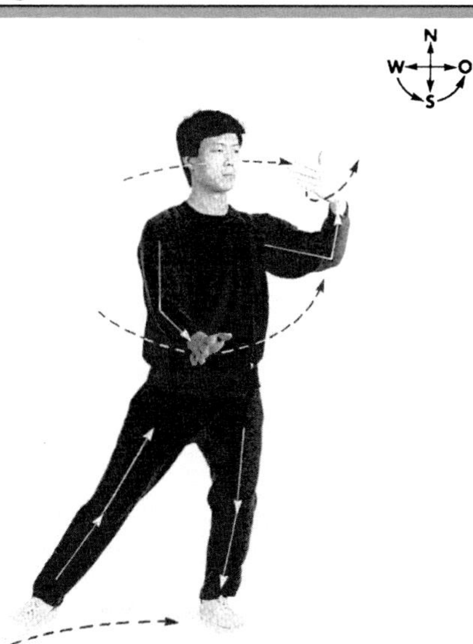

Während KÖRPERDREHUNG (RICHTUNGSWECHSEL) nach links (vorerst S), GEWICHT auf das LINKE BEIN verlagern und HÄNDE am Körper vorbei nach links (O) ziehen; LINKE HAND gegen Uhrzeigersinn an den Augen, RECHTE HAND „schaufelnd“ im Uhrzeigersinn am Bauch vorbei; BLICK folgt der oberen LINKEN HANDFLÄCHE, die ab Brusthöhe zum Körper schaut;

119

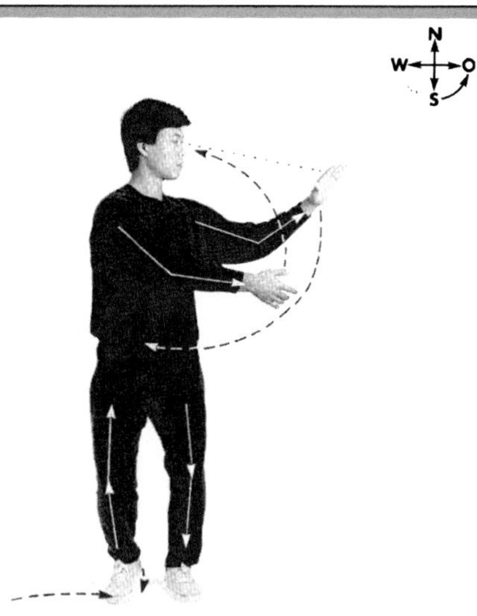

Während der KÖRPER weiter nach OSO dreht, RECHTEN FUSS auf ca. 20 cm parallel neben den linken beiziehen;
HÄNDE AM KÖRPER vorbei nach links (O) weiterführen, in Endstellung links LINKE HANDFLÄCHE nach außen drehen, RECHTE HAND im Uhrzeigersinn links vom Körper (O) aufwärts führen; RECHTE HANDFLÄCHE ab Bauchhöhe schräg nach oben, zum Körper;

10. Übung: Hände im Wolkenfluß – Wolkenhände – 1. Schritt

116

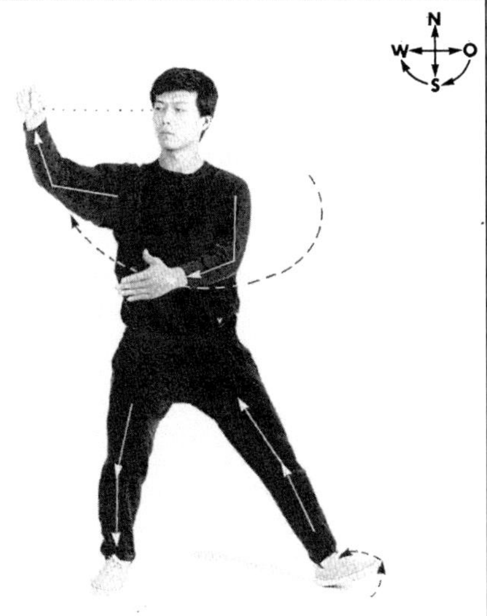

Gegensinniges Kreisen der Arme vor dem Körper während des Seitwärtsgehens; LINKE HAND kreist gegen, RECHTE HAND im Uhrzeigersinn. GEWICHT auf den RECHTEN FUSS verlagern; LINKE FUSS-SPITZE anheben und zugleich mit dem Körper um 90 Grad nach S drehen; LINKE HAND beginnt mit einer Ellipse gegen den Uhrzeigersinn abwärts von Augen – in Hüfthöhe links (O), dann am Bauch vorbei; nur durch die

117

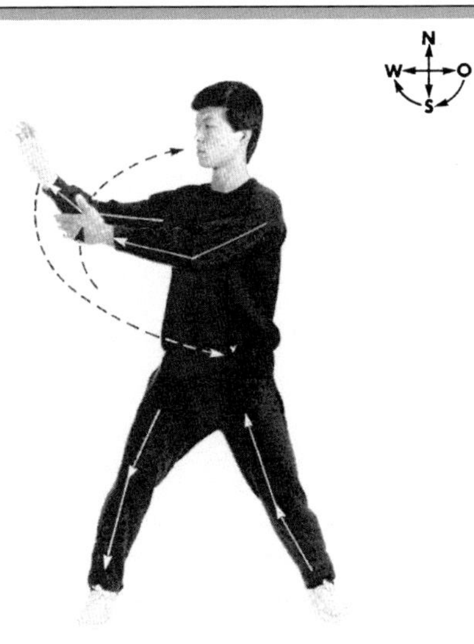

KÖRPERDREHUNG nach rechts (S) gelangt die RECHTE HAND als „PEITSCHE" in Kopfhöhe nach rechts (WSW); BLICK auf RECHTE HAND; Während der KÖRPER weiter nach rechts (WSW) dreht, steigt die LINKE HAND gegen den Uhrzeigersinn in einem Bogen zum rechten Unterarm auf; PEITSCHE RECHTS öffnen, RECHTE HANDFLÄCHE nach außen (W) sobald LINKE HAND in Brusthöhe ist;

10. Übung: Hände im Wolkenfluß – Wolkenhände – 1. Schritt

120

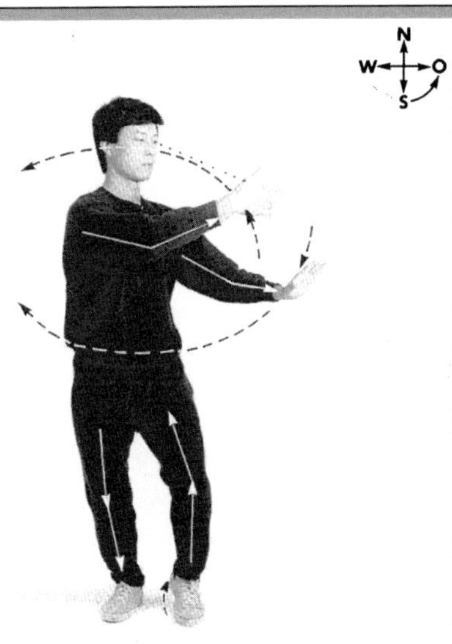

Umsteigen – GEWICHT auf den RECHTEN FUSS verlagern im Moment des HANDWECHSELS IN ENDSTELLUNG LINKS (O): Die Hände treffen sich etwas über Schulterhöhe und zeigen nach links (O); RECHTE HAND im Uhrzeigersinn bis in Augenhöhe aufwärts ziehen; LINKE HAND beginnt gegen den Uhrzeiger herabzusinken; BLICKWECHSEL in die RECHTE HANDFLÄCHE;

121

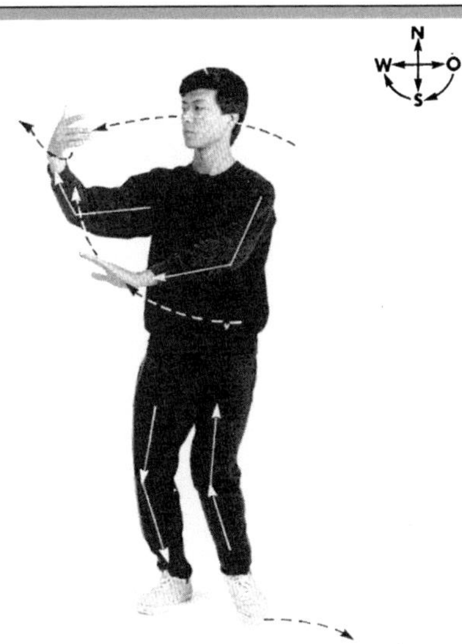

KÖRPERDREHUNG (RICHTUNGSWECHSEL!) nach rechts (von OSO über S nach WSW); GEWICHT rechts; BEIDE HÄNDE am Körper vorbei nach rechts (W) ziehen, RECHTE HAND im Uhrzeigersinn in Augenhöhe, RECHTE HANDFLÄCHE zum Auge und etwas nach oben; LINKE HAND „schaufelnd" gegen den Uhrzeiger am Bauch vorbei; BLICK in die RECHTE HANDFLÄCHE;

10. Übung: Hände im Wolkenfluß – Wolkenhände – 2. Schritt

122

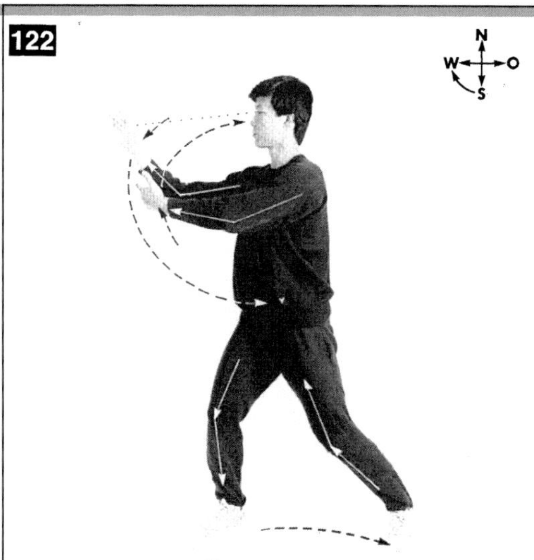

2. SCHRITT der 10. ÜBUNG: Wie der 1. Schritt; SEITWÄRTSSCHRITT LINKS ($1^{1}/_{2}$ Schulterbreiten) nach O im Augenblick des HANDWECHSELS IN ENDSTELLUNG RECHTS (WSW): DIE HÄNDE treffen sich etwas über Schulterhöhe rechts (WSW); LINKE HAND weiter gegen den Uhrzeigersinn aufwärts bis in Augenhöhe ziehen; RECHTE HAND beginnt im Uhrzeigersinn herabzusinken, HANDFLÄCHE nach außen drehen;

123

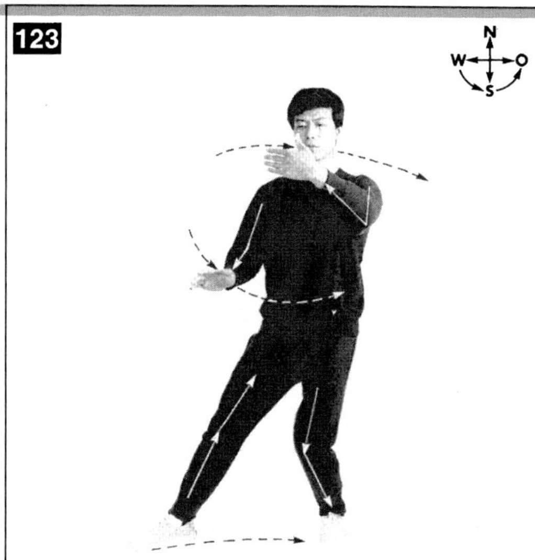

Während KÖRPERDREHUNG (RICHTUNGSWECHSEL) von WSW nach S GEWICHT auf das LINKE BEIN verlagern, LINKE HAND gegen den Uhrzeigersinn in Augenhöhe nach links (O) ziehen;
RECHTE HAND sinkt im Uhrzeigersinn von Kopfhöhe W abwärts zur rechten Hüfte;

10. Übung: Hände im Wolkenfluß – Wolkenhände – 3. Schritt

126

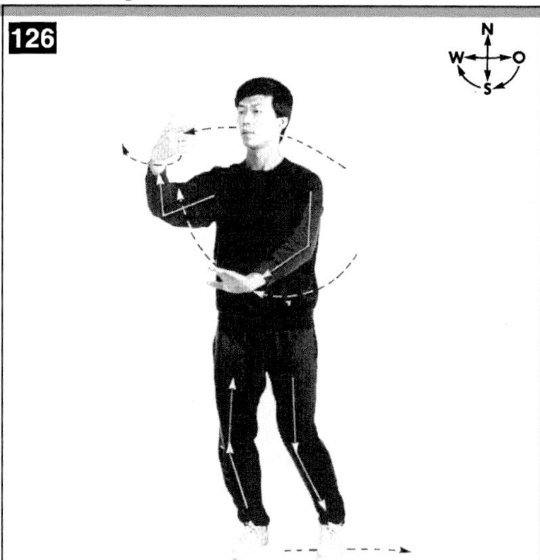

. . . und weiter nach rechts, WSW; BEIDE HÄNDE am Körper vorbei nach rechts (W) ziehen, RECHTE HAND im Uhrzeigersinn in Augenhöhe, RECHTE HANDFLÄCHE dreht sich zum Auge und etwas nach oben.
LINKE HAND „schaufelt" gegen den Uhrzeiger am Bauch vorbei;

127

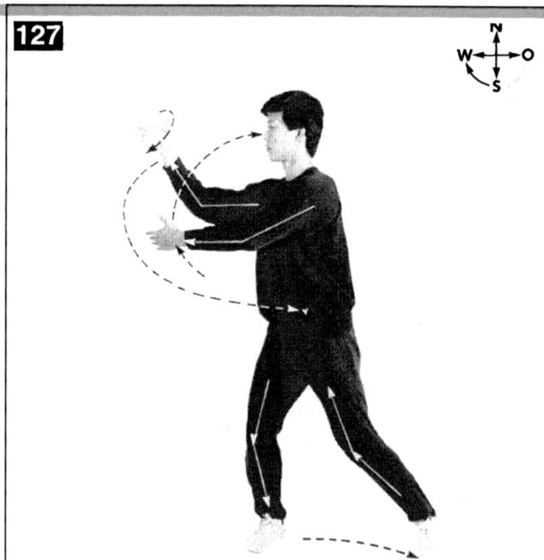

3. SCHRITT der 10. ÜBUNG: Wie 1. und 2. Schritt.
SEITWÄRTSSCHRITT LINKS ($1^{1}/_{2}$ Schulterbreiten) nach O bei HANDWECHSEL IN ENDSTELLUNG RECHTS (WSW): DIE HÄNDE treffen sich etwas über Schulterhöhe rechts (WSW) . . .

10. Übung: Hände im Wolkenfluß – Wolkenhände – 2. Schritt

124

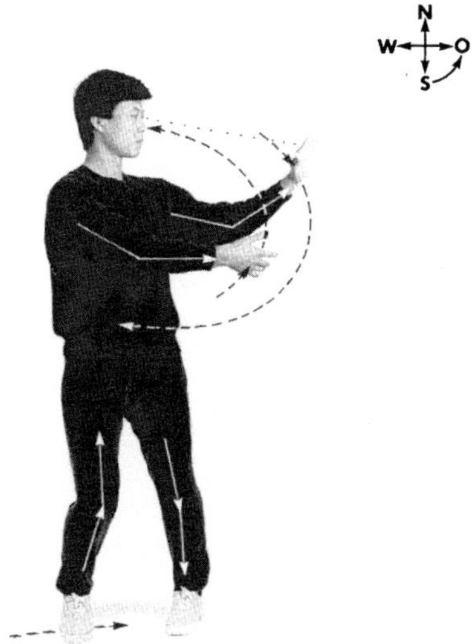

RECHTEN FUSS auf ca. 20 cm neben den linken beiziehen; gleichzeitig HÄNDE am KÖRPER vorbei nach links (O) weiterführen (RECHTE HAND im Uhrzeigersinn am Bauch vorbei, dann aufwärts; LINKE HAND gegen den Uhrzeigersinn an den Augen vorbei); in ENDSTELLUNG LINKE HANDFLÄCHE nach außen drehen, HANDWECHSEL etwas über Schulterhöhe:

125

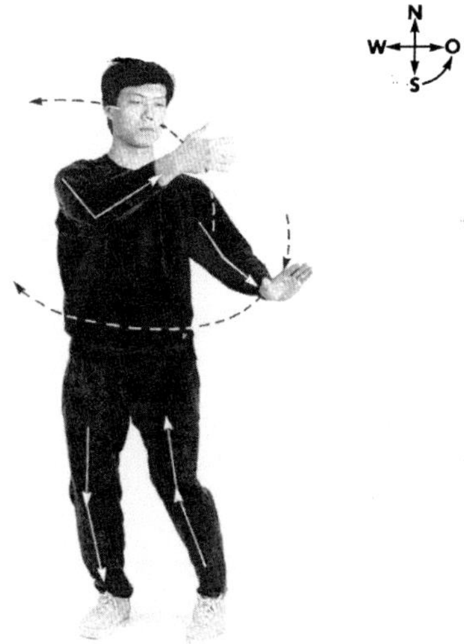

UMSTEIGEN – GEWICHT im Moment des HANDWECHSELS IN ENDSTELLUNG LINKS auf den RECHTEN FUSS verlagern; RECHTE HAND im Uhrzeigersinn bis Augenhöhe aufwärts – BLICKWECHSEL in RECHTE HANDFLÄCHE – und dann an den Augen vorbei nach rechts (W) ziehen; LINKE HAND sinkt gegen den Uhrzeigersinn abwärts; KÖRPERDREHUNG (RICHTUNGSWECHSEL) nach rechts, von OSO nach S . . .

10. Übung: Hände im Wolkenfluß – Wolkenhände – 3. Schritt

128

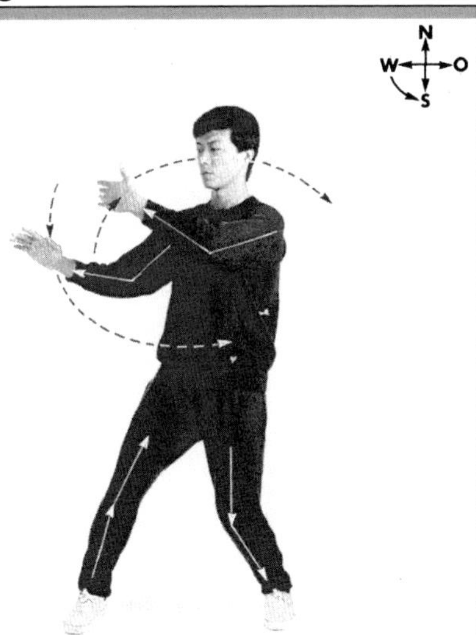

LINKE HAND weiter gegen den Uhrzeigersinn aufwärts bis in Augenhöhe ziehen;
BLICKWECHSEL in die LINKE HANDFLÄCHE;
RECHTE HAND beginnt im Uhrzeigersinn, Richtung rechte Hüfte herabzusinken, HANDFLÄCHE nach außen drehen;
KÖRPERDREHUNG (RICHTUNGSWECHSEL) nach links (S), GEWICHT auf das LINKE BEIN verlagern;

129

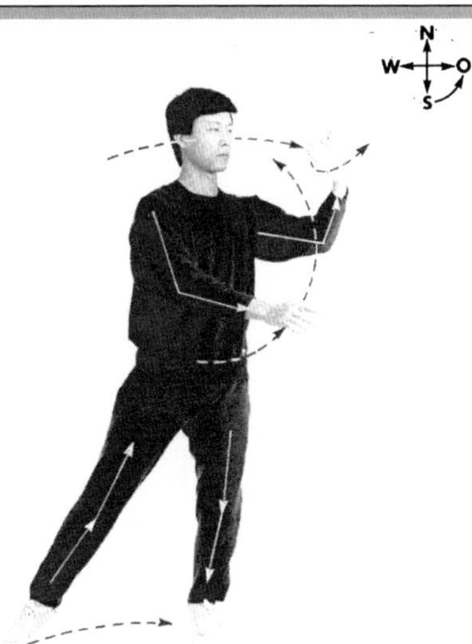

KÖRPERDREHUNG nach links (OSO) fortsetzen, die HÄNDE am Körper vorbei nach links (O) ziehen, LINKE HAND gegen Uhrzeigersinn an den Augen, RECHTE HAND „schaufelt" im Uhrzeigersinn am Bauch vorbei;
BLICK folgt der oberen, linken Handfläche, die ab Brusthöhe zum Körper schaut;

10. Übung: Hände im Wolkenfluß – Wolkenhände – 3. Schritt

130

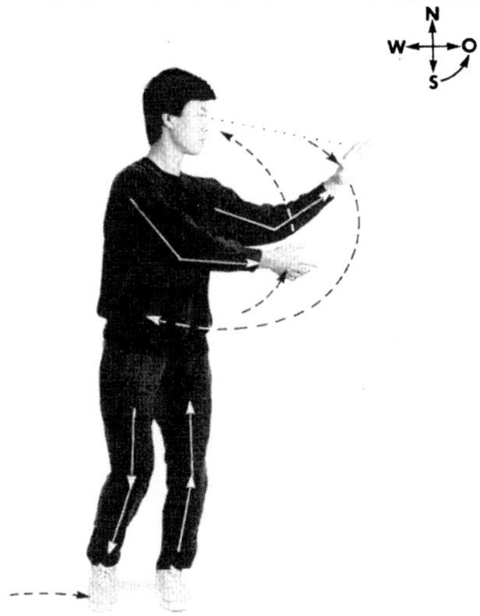

RECHTEN FUSS auf ca. 20 cm parallel neben den linken beiziehen;
HÄNDE AM KÖRPER vorbei nach links (O) weiterführen, in Endstellung links LINKE HANDFLÄCHE nach außen drehen, RECHTE HAND im Uhrzeigersinn links vom Körper (O) aufwärts führen;
RECHTE HANDFLÄCHE ab Bauchhöhe schräg nach oben, zum Körper;

11. Übung: Die einzelne Peitsche

133

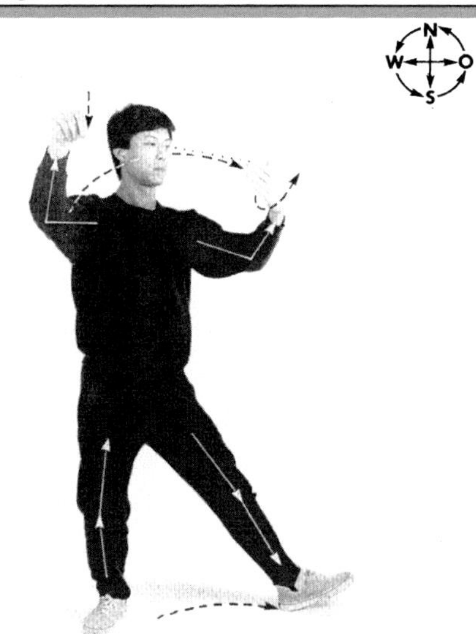

RICHTUNGSWECHSEL – KÖRPERDREHUNG nach links (O), AUSFALLSCHRITT LINKS nach O, Ferse zuerst aufsetzen;
LINKE HAND bewegt sich vor den Augen in einem horizontalen Bogen nach links (von W über S nach O);
LINKE HANDFLÄCHE schaut zum Gesicht;

134

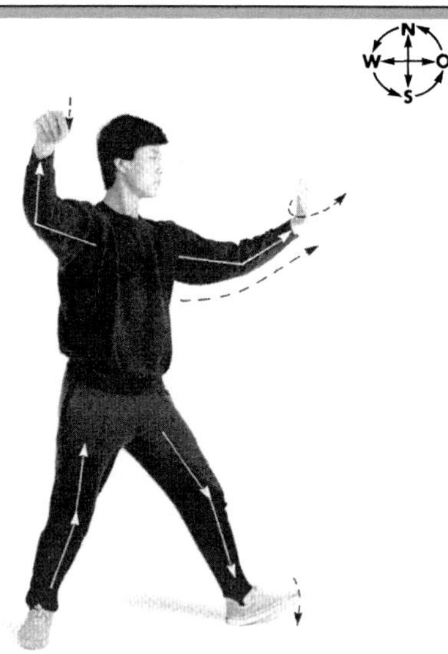

Drehung nach O vollenden, GEWICHT zur SCHÜTZESTELLUNG nach links vorwärts verlagern; während des Abrollens über die LINKE SOHLE LINKEN ELLBOGEN ganz leicht nach links vorwärtsstrecken;
LINKE HANDFLÄCHE nach vorne drehen, LINKES HANDGELENK etwas fallen lassen,

11. Übung: Die einzelne Peitsche

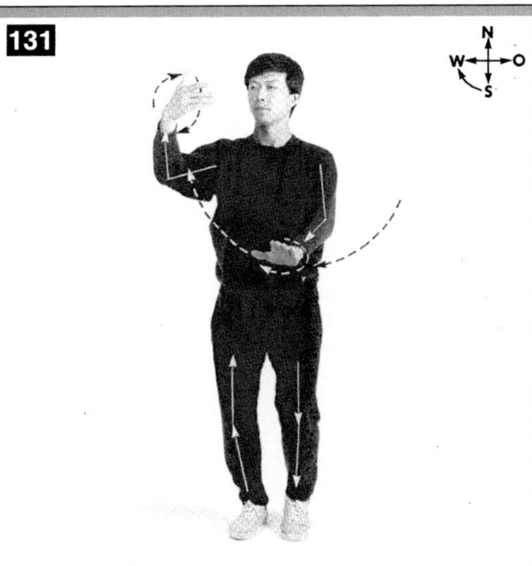

GEWICHT auf den RECHTEN FUSS verlagern; während der KÖRPER nach rechts (S) dreht, geht die RECHTE HAND von der linken Taille schräg nach rechts aufwärts (WSW); BLICK in die rechte Handfläche; LINKE HAND sinkt in Taillenhöhe . . .

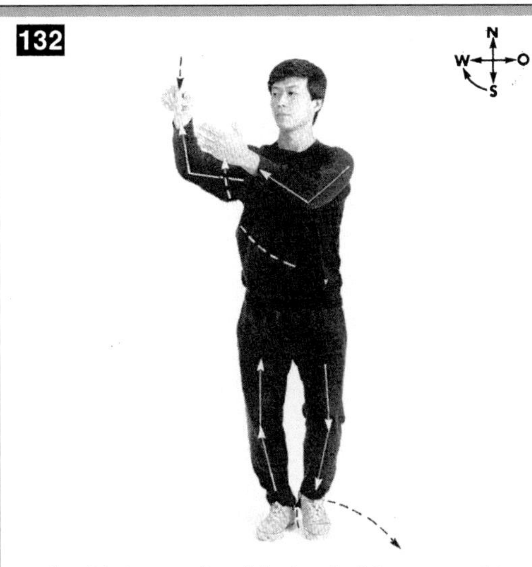

und geht dann schaufelnd aufwärts zum rechten Handgelenk, HANDFLÄCHE zum Körper; RECHTE HAND kippt neben dem Körper (SSW) in Augenhöhe HANDTELLER nach oben, FINGERSPITZEN nach außen; mit einem Bogen im Uhrzeigersinn greifen die Finger Unsichtbares aus der Luft (indem sich die fünf Fingerspitzen schließen), dann RECHTES HANDGELENK nach außen unten fallen lassen; (S. 66, 67)

11. Übung: Die einzelne Peitsche

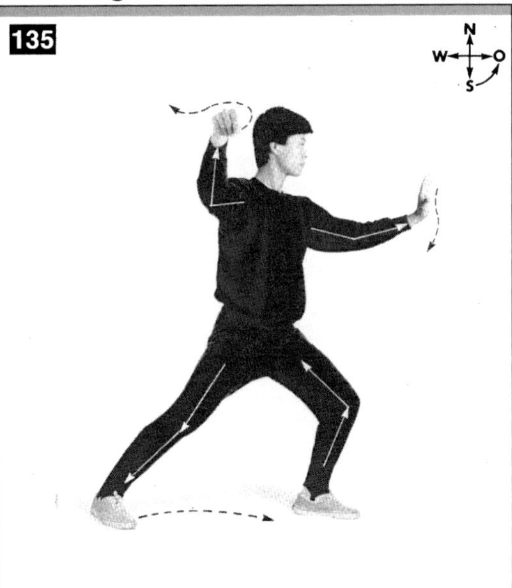

SCHÜTZESTELLUNG LINKS; RECHTEN ELLBOGEN leicht beugen, RECHTER FAUSTRÜCKEN nach außen, S; gleichzeitig geht die LINKE HAND in einem Bogen von N nach O vor den Körper in Mundhöhe, HANDFLÄCHE nach O, FINGERSPITZEN nach oben;

12. Übung: Den Hals des Pferdes klopfen

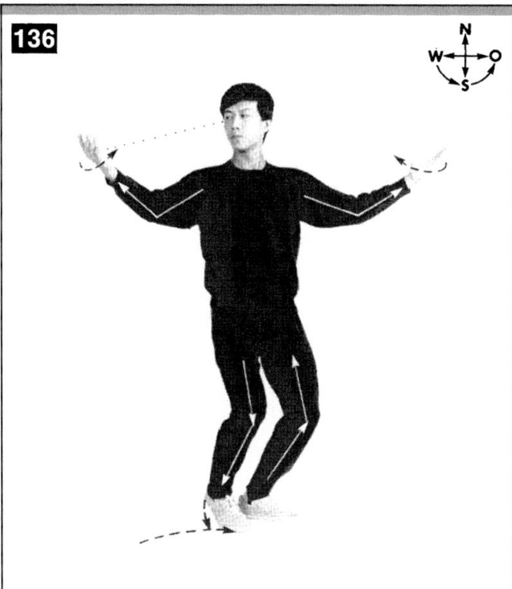

RECHTE FUSS-SPITZE auf Fersenhöhe links beiziehen;
RECHTE HAND: PEITSCHE öffnen und Handfläche nach oben drehen;
BLICK auf rechte Hand;

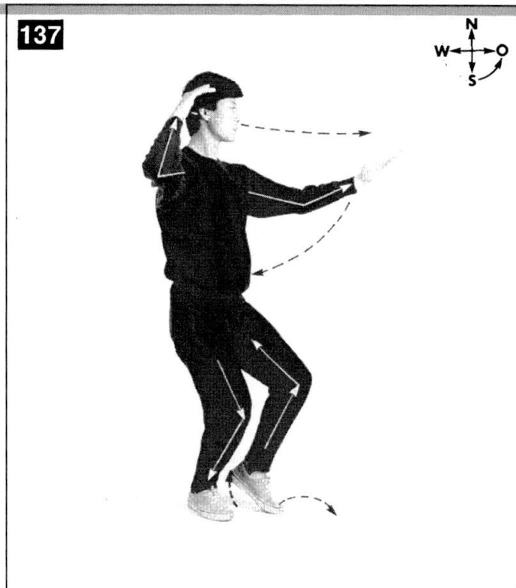

UMSTEIGEN – GEWICHT auf den RECHTEN FUSS verlagern;
Während das LINKE KNIE in Vorbereitung des leeren Schrittes gehoben wird, RECHTEN ELLBOGEN leicht beugen; dadurch kommt die RECHTE HAND nahe zum rechten Ohr;

13. Übung: Fersenstoß rechts

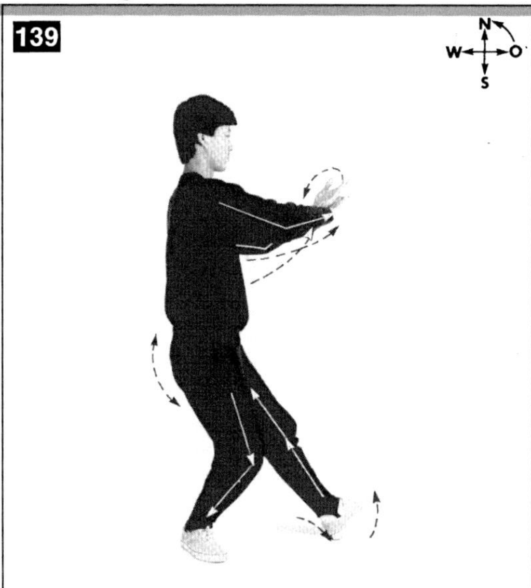

LINKE HAND von der linken Taille mit der HANDFLÄCHE nach oben kreuzend über das rechte Handgelenk schieben, (Handrücken an Handrücken); dann LINKEN FUSS leicht anheben, AUSFALLSCHRITT LINKS, FERSE zuerst, gleiche Richtung wie vorher die Spitze (NO);

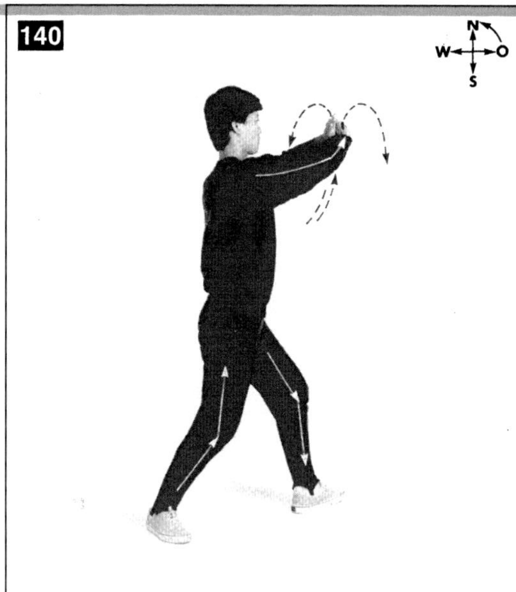

Während des Abrollens über die LINKE SOHLE die GEKREUZTEN HÄNDE bis in Augenhöhe etwas anheben und LINKE HANDFLÄCHE nach unten drehen, nun liegt Beugeseite des linken Handgelenkes über Streckseite des rechten;

12. Übung: Den Hals des Pferdes klopfen

138

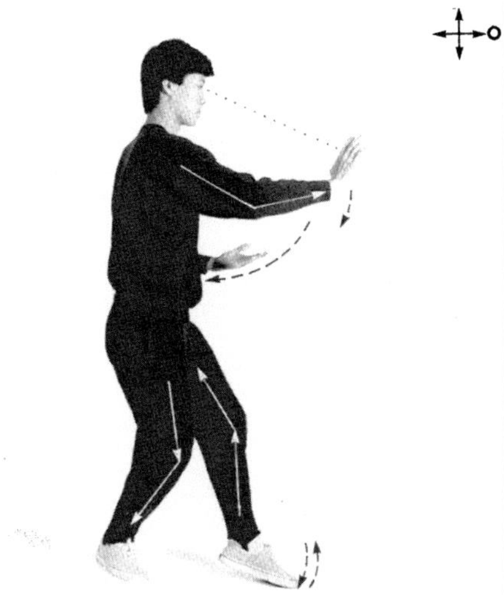

Während des LEEREN SCHRITTES LINKS (SPITZE zuerst!) RECHTE HAND am Ohr vorbei über die linke Handfläche vorschieben;
LINKE HAND bis zur linken Taille zurückziehen, LINKE HANDFLÄCHE schaut nach oben;
RECHTE HANDFLÄCHE zuerst nach unten, nachdem sie die linke Handfläche passiert hat, nach vorne;
BLICK auf die Finger der rechten Hand (O);

13. Übung: Fersenstoß rechts, Handbewegung

139a 140a 141a

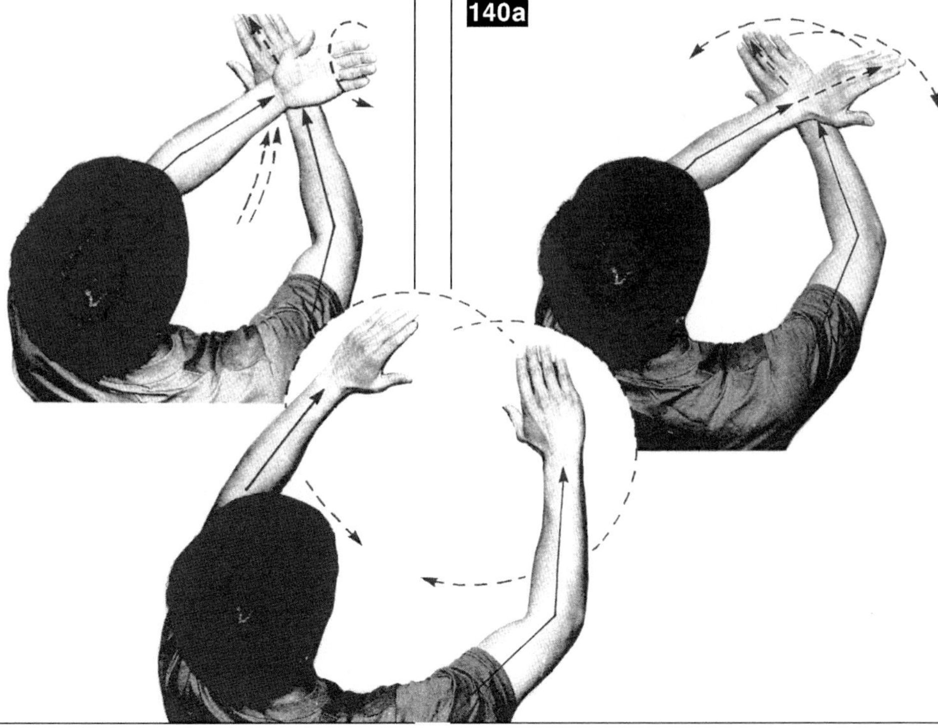

13. Übung: Fersenstoß rechts, Handbewegung

141

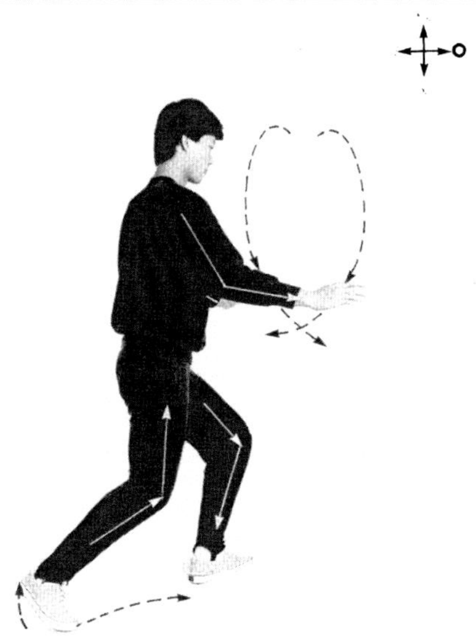

LINKES KNIE leicht beugen, dadurch das GEWICHT auf das LINKE BEIN verlagern;
RECHTE FERSE leicht abheben;
DIE HÄNDE trennen sich zu einem Kreis nach außen unten, BEIDE HANDFLÄCHEN schauen nach außen;
BLICK geradeaus;

142

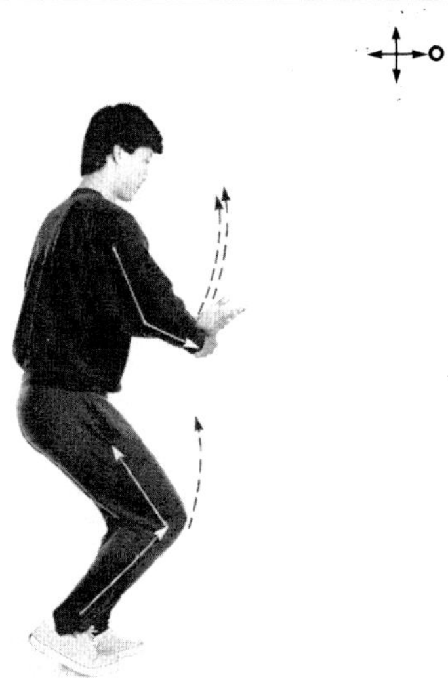

Während der RECHTE FUSS beigezogen wird, setzen DIE HÄNDE den Kreis von außen–oben nach innen–unten fort, als ob sie etwas zusammenfassen wollten. Unter dem Nabel kreuzen sich die Hände wieder, HANDFLÄCHEN nach oben, LINKE HAND oben, RECHTE HAND unten;

13. Übung: Fersenstoß rechts, Handbewegung

145

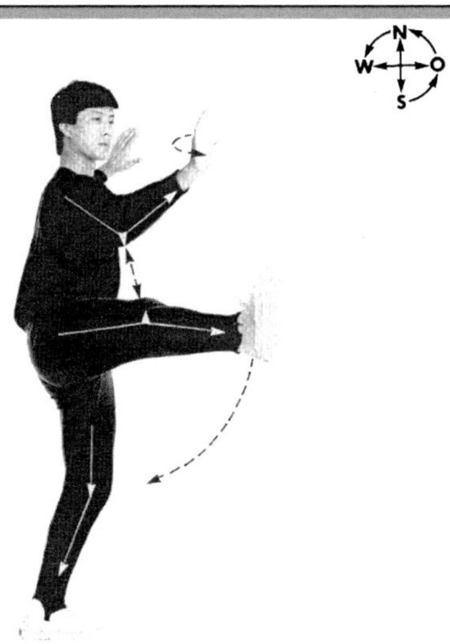

Während sich das RECHTE BEIN im Kniegelenk zum „Fußtritt" nach SO streckt (Hakenfuß!) gehen DIE HÄNDE in einem Bogen nach außen unten auseinander;
HANDFLÄCHEN nach außen;
RECHTER ARM zeigt parallel zu rechtem Bein nach SO, rechter Ellbogen soll über rechtem Knie sein;
LINKER ARM zeigt nach NNW;

142a

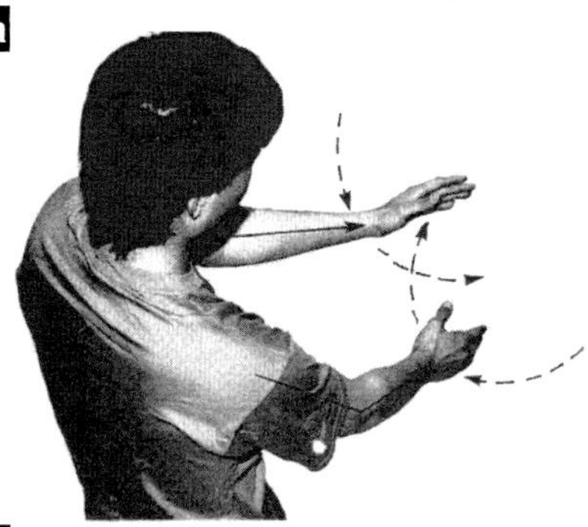

144b

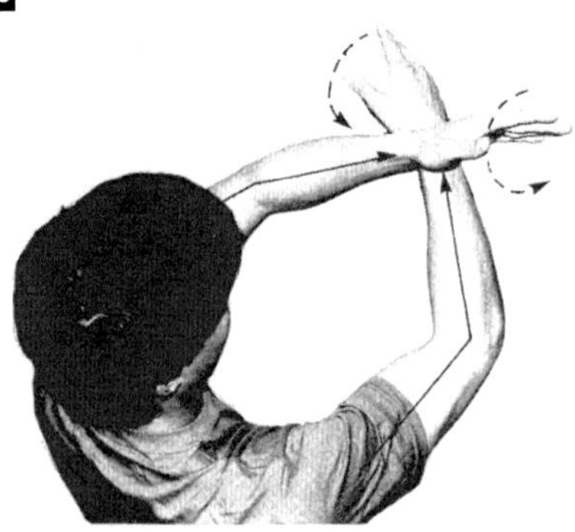

13. Übung: Fersenstoß rechts, Handbewegung

143

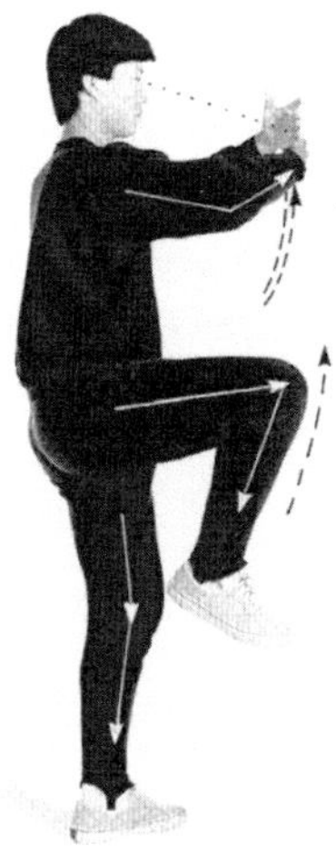

Während der RECHTE FUSS durch Beugen im Hüft- und Kniegelenk in Hakenfußstellung angehoben wird, BEIDE HANDFLÄCHEN vor dem Körper bis in Stirnhöhe heben, BEIDE HANDFLÄCHEN zum Körper, LINKE HAND innen, RECHTE HAND außen;

144

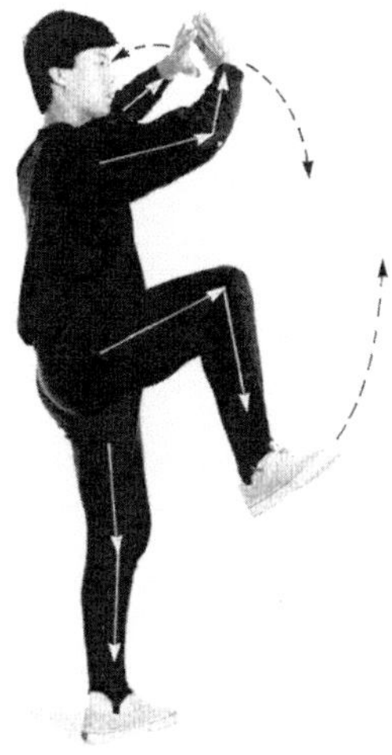

in Stirnhöhe BEIDE HANDFLÄCHEN nach außen drehen, LINKE HAND innen, RECHTE HAND außen;

13. Übung: Fersenstoß rechts, Handbewegung

143a

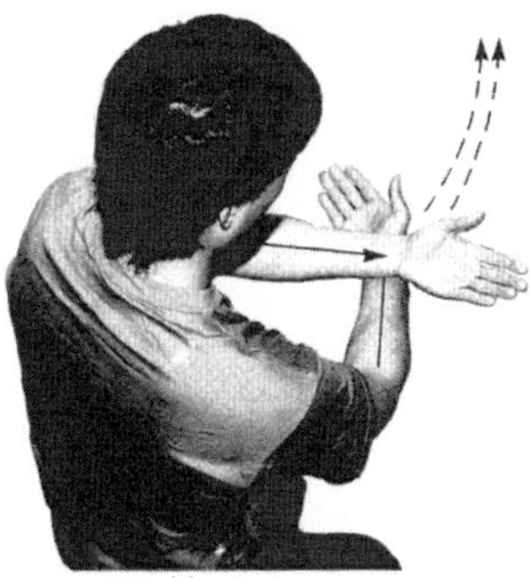

144a

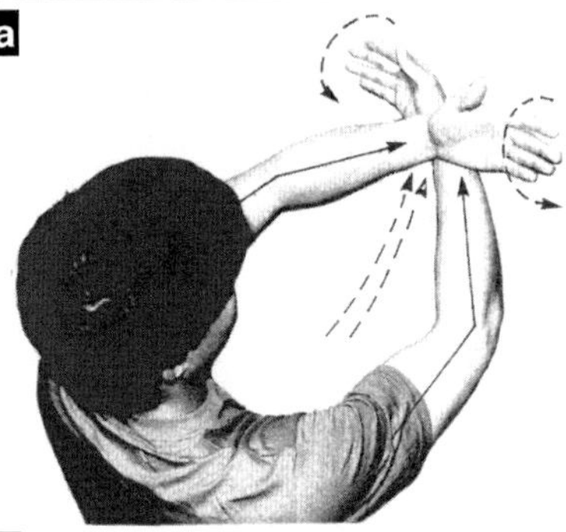

144c

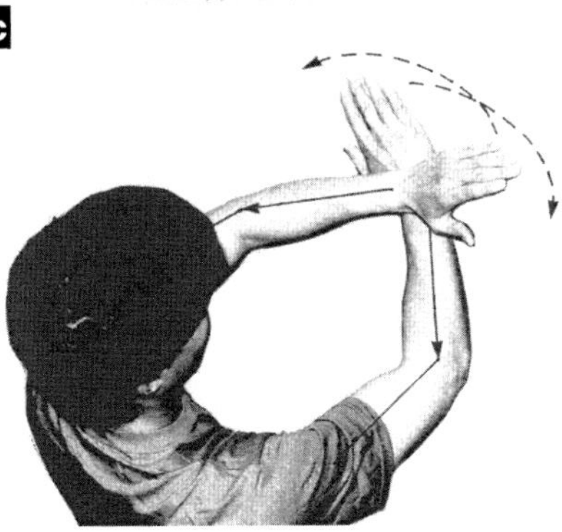

145a

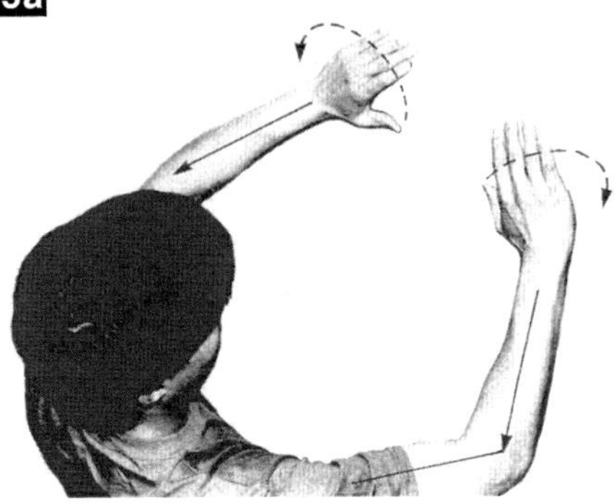

14. Übung: Schlag auf beide Ohren mit den Fingerknöcheln

146

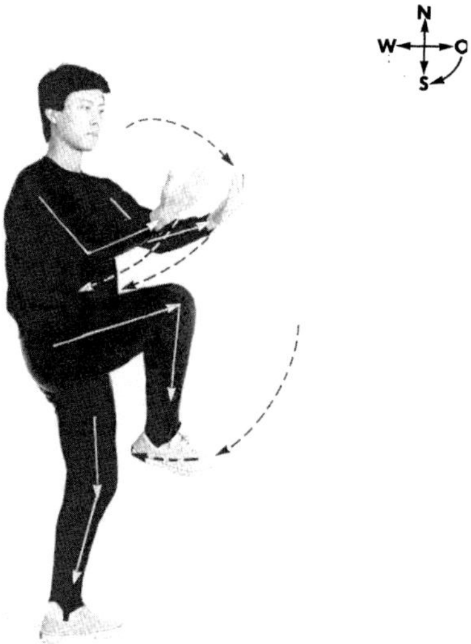

Die RECHTE HAND bleibt wo sie ist; die LINKE HAND geht von links (NW) nach rechts, bis sie parallel zur rechten Hand ist (SO);
BEIDE HANDFLÄCHEN nach oben drehen; gleichzeitig das angehobene RECHTE KNIE beugen;
BLICK geradeaus;

147

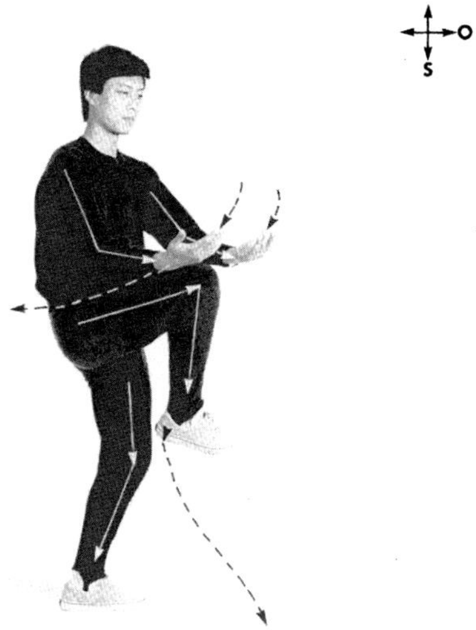

BEIDE HÄNDE fallen in einem Bogen nach unten bis in Höhe des angehobenen Knies;
HANDFLÄCHEN schauen nach oben; langsam das LINKE KNIE (Standbein) etwas beugen;

14. Übung: Schlag auf beide Ohren mit den Fingerknöcheln, Handbewegung

148a

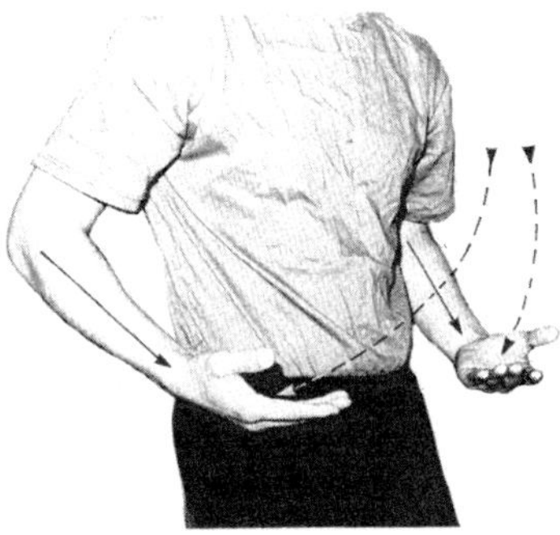

148b

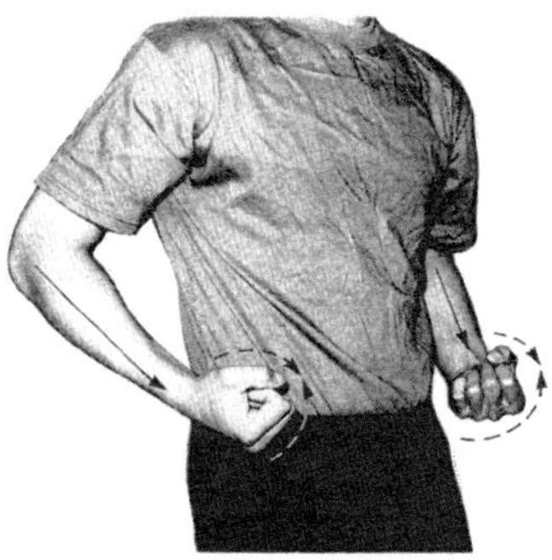

148c

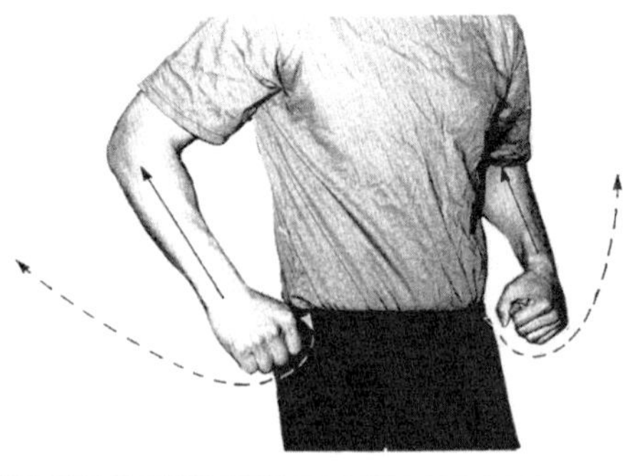

14. Übung: Schlag auf beide Ohren mit den Fingerknöcheln

148

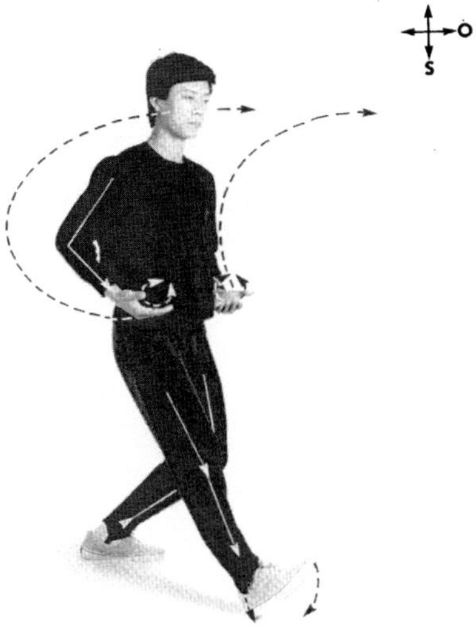

Das LINKE KNIE weiter beugen;
Die RECHTE FERSE langsam auf den Boden setzen;
gleichzeitig BEIDE HÄNDE in einem Bogen zur Taille ziehen, sobald die RECHTE FERSE aufsetzt.
BEIDE HÄNDE in Taillenhöhe locker zu Fäusten ballen, Daumen außen, Handrücken nach unten;
Umdrehen und . . .

149

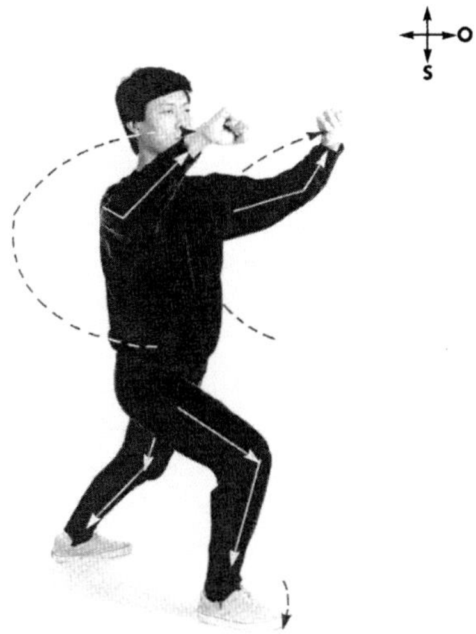

. . . während des Abrollens über die RECHTE SOHLE zur SCHÜTZESTELLUNG RECHTS (SO), BEIDE FÄUSTE in einem Kreis nach vorne oben bis in Augenhöhe führen, dabei HANDRÜCKEN nach oben drehen;
Endstellung: DIE ARME bilden einen lockeren Bogen, die Fäuste sind in Augenhöhe und haben ca. 20 cm Abstand voneinander;
BLICK auf die rechte Faust;

15. Übung: Drehung und Fußtritt links

150

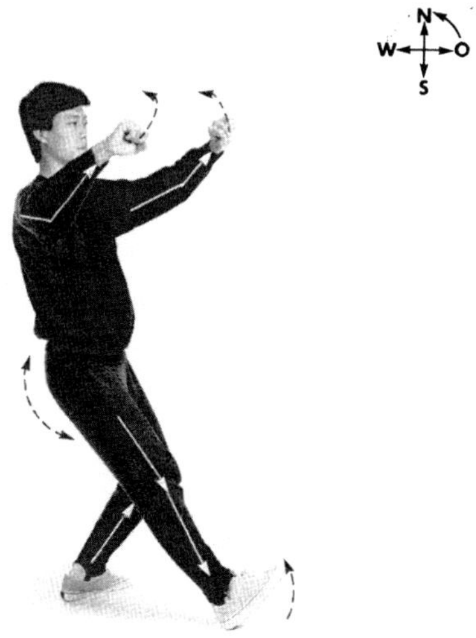

GEWICHT durch ZURÜCKSETZEN auf das linke Bein verlagern; die entlastete RECHTE FUSS-SPITZE (Hakenfuß!) hebt sich;

151

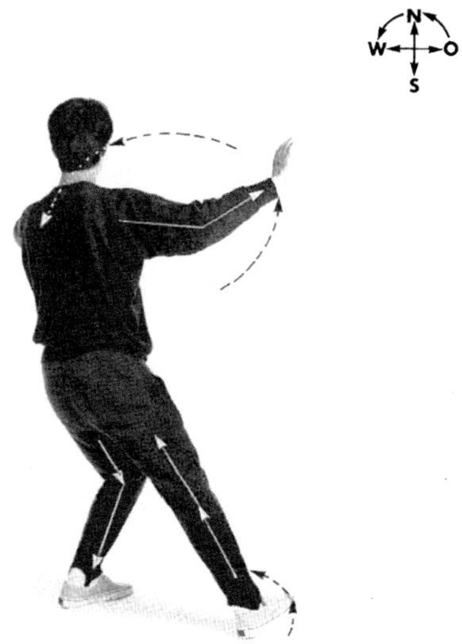

FÄUSTE öffnen, HANDFLÄCHEN nach außen;
Während sich KÖRPER, RECHTE FUSS-SPITZE und LINKE HAND nach links (N) drehen, bewegt sich die LINKE HAND an den Augen vorbei weiter nach links (NW);
BLICK auf die linke Hand (NW);

15. Übung: Drehung und Fußtritt links

152

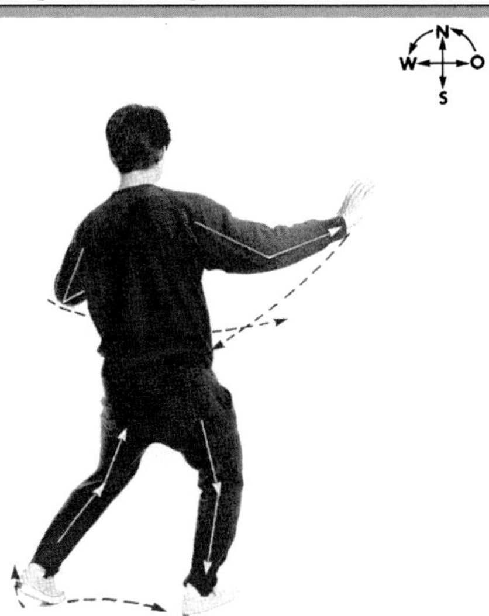

GEWICHTSVERLAGERUNG auf den RECHTEN FUSS;

153

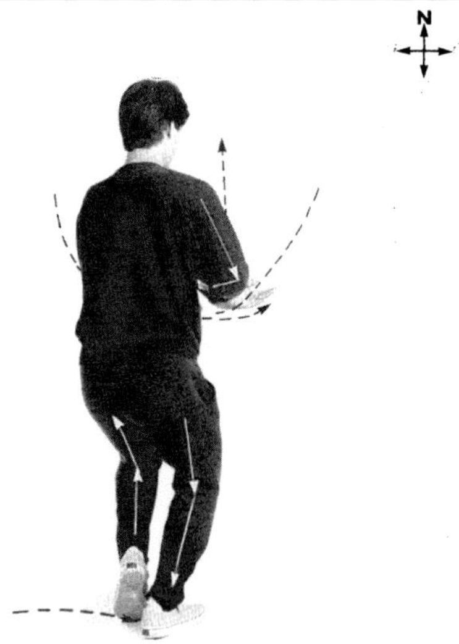

LINKE FUSS-SPITZE auf Höhe der rechten Ferse beiziehen;
HÄNDE kommen in Halbkreis von außen bis in Unterbauchhöhe, dort HANDGELENKE KREUZEN, BEIDE HANDFLÄCHEN nach oben, LINKE HAND außen, RECHTE HAND innen;

15. Übung: Drehung und Fußtritt links, Handbewegung

151a

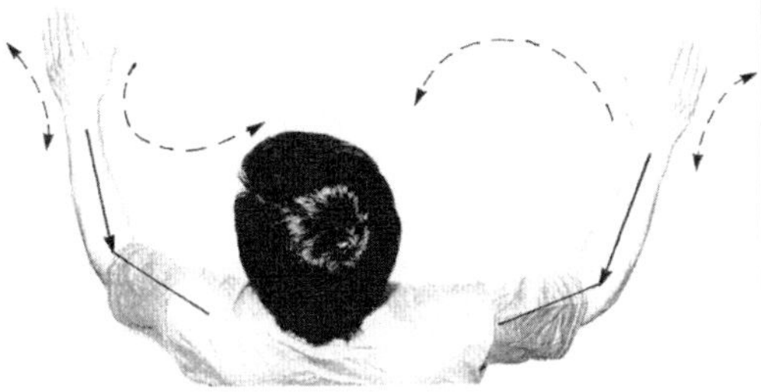

152a

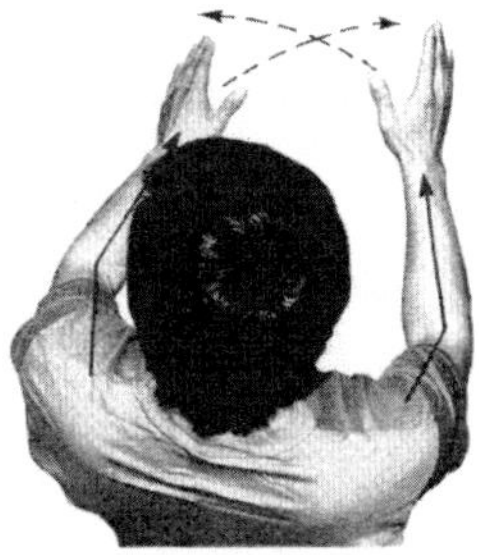

153a

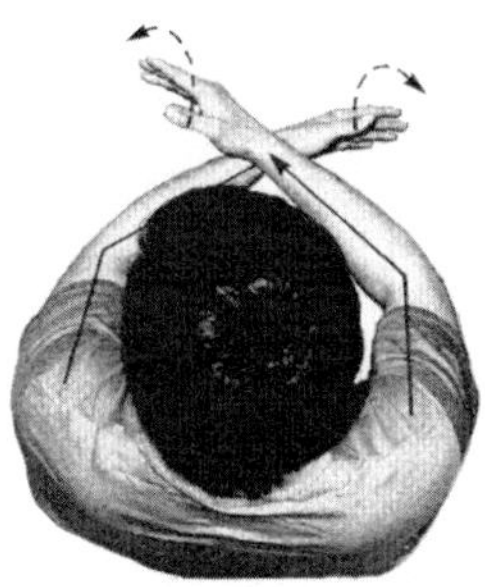

153b

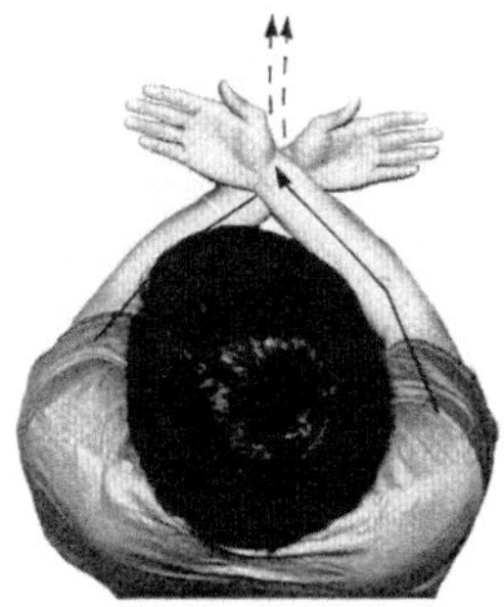

15. Übung: Drehung und Fußtritt links

154

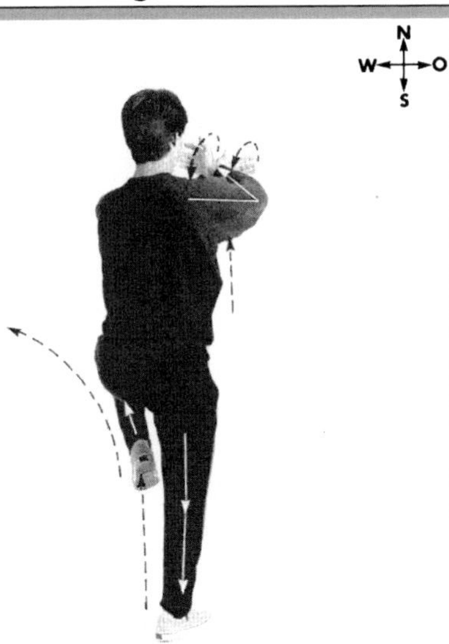

Während das LINKE BEIN durch Beugen in Knie- und Hüftgelenk angehoben wird, die GEKREUZTEN HÄNDE vor dem Körper bis in Stirnhöhe heben, dort umdrehen – HANDFLÄCHEN nach außen, LINKE HAND außen, RECHTE HAND innen;

155

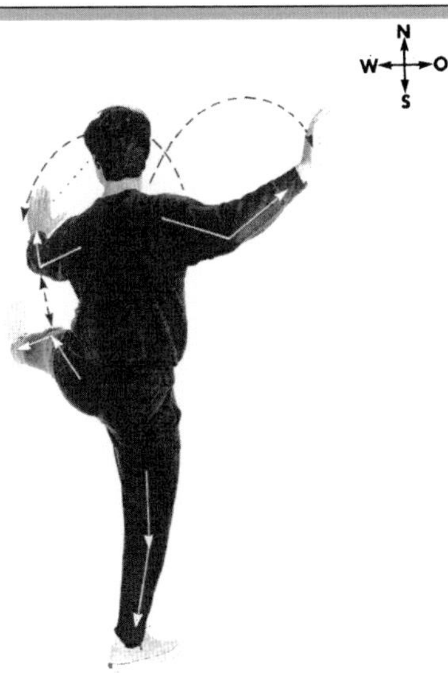

Während sich das LINKE BEIN im Kniegelenk zum „Fußtritt“ nach NW streckt (Hakenfuß!), gehen DIE HÄNDE vor dem Körper in einem Bogen nach außen unten auseinander;
HANDFLÄCHEN nach außen;
LINKER ARM parallel zu linkem Bein nach NW, linker Ellbogen soll über linkem Knie sein;
RECHTER ARM zeigt nach SO;

15. Übung: Drehung und Fußtritt links, Handbewegung

154a

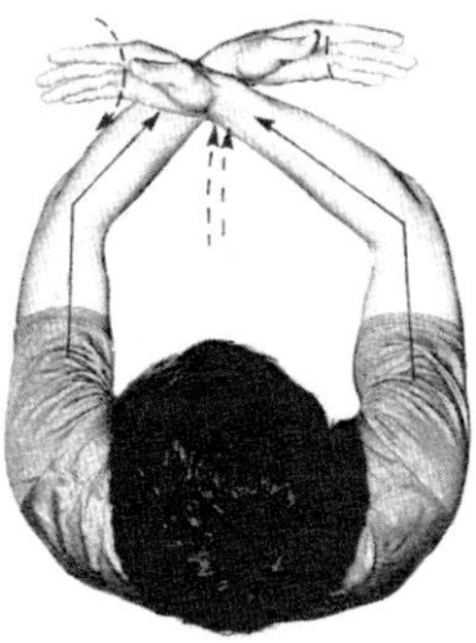

155b

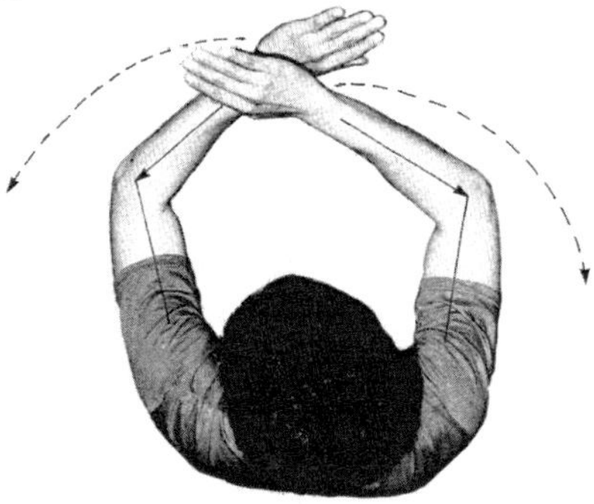

155a

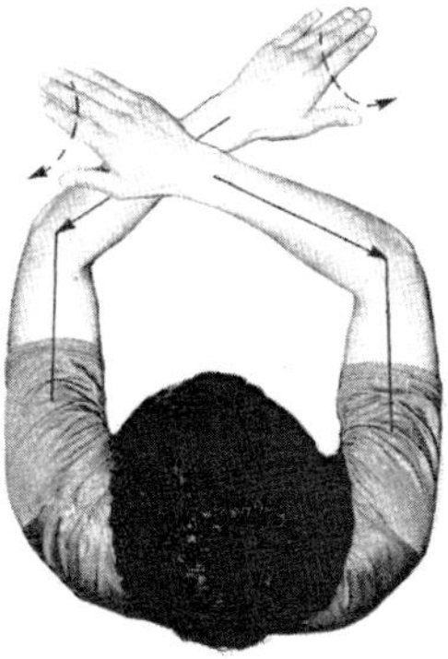

16. Übung: Abwärtsbewegung und auf einem Bein stehen

157

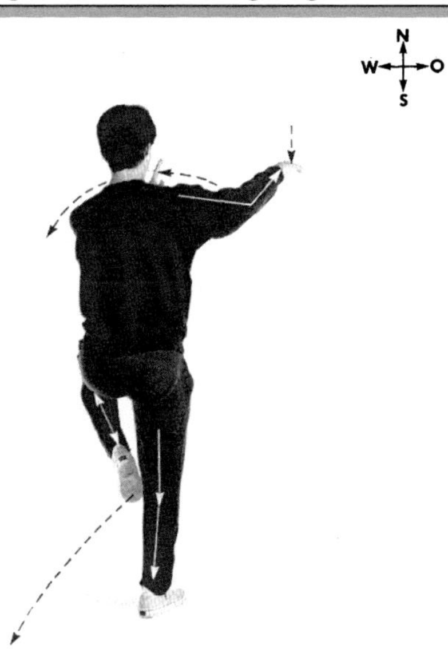

LINKEN FUSS durch Beugen in Knie und Hüfte anheben;

158

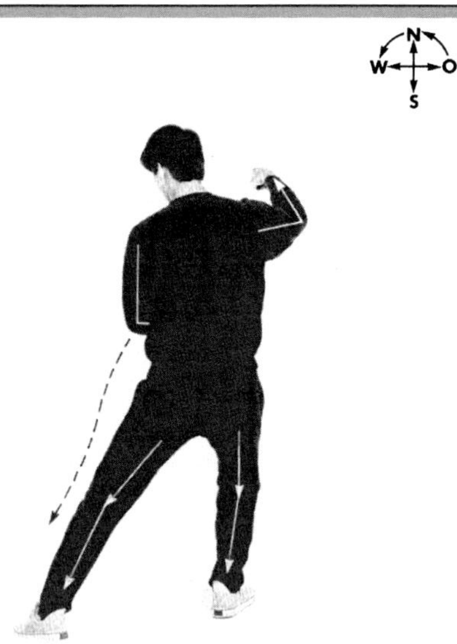

LINKEN FUSS seitwärts nach links stellen, LINKE FUSS-SPITZE zeigt nach N.

16. Übung: Abwärtsbewegung und auf einem Bein stehen, Handbewegung

156

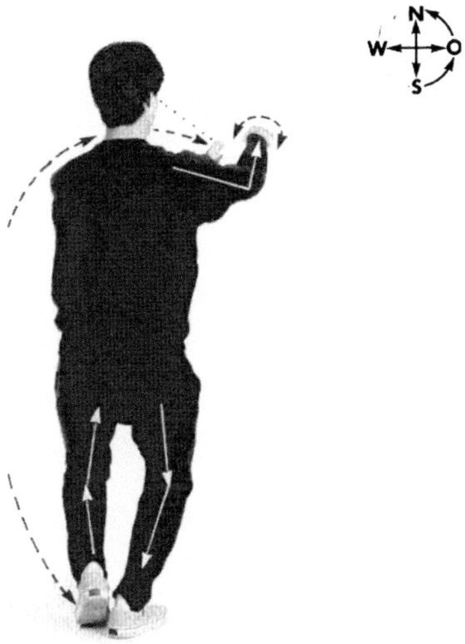

LINKEN FUSS einfach neben den rechten stellen;
BEIDE KNIE leicht beugen;
LINKE HAND geht am Gesicht vorbei in die Gegend des rechten Unterarmdrittels;
RECHTE HAND geht als PEITSCHE nach links, von SO nach NO;
BLICK auf die rechte Hand;
KÖRPER schaut nach N;

157a

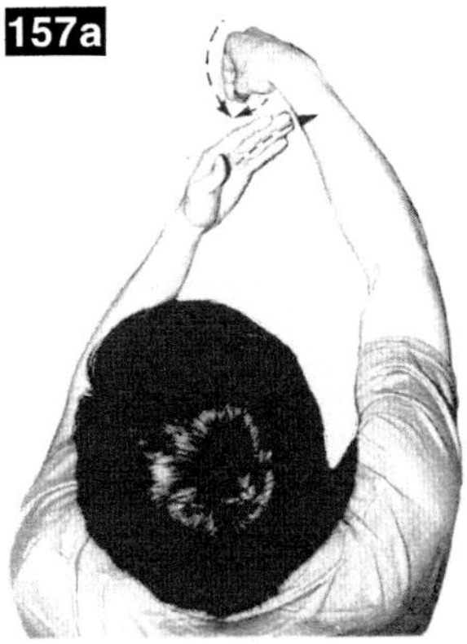

157b

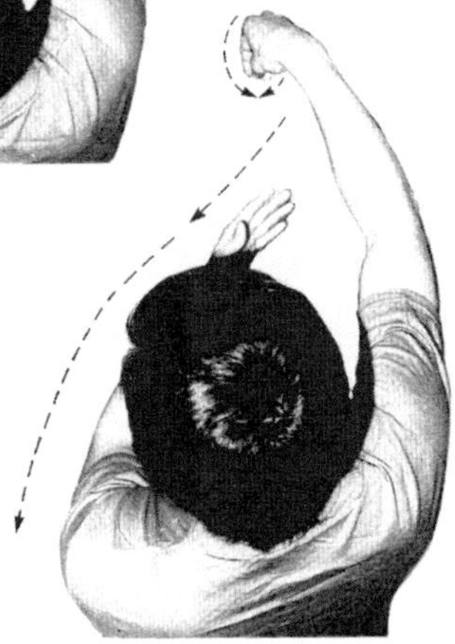

16. Übung: Abwärtsbewegung und auf einem Bein stehen

159

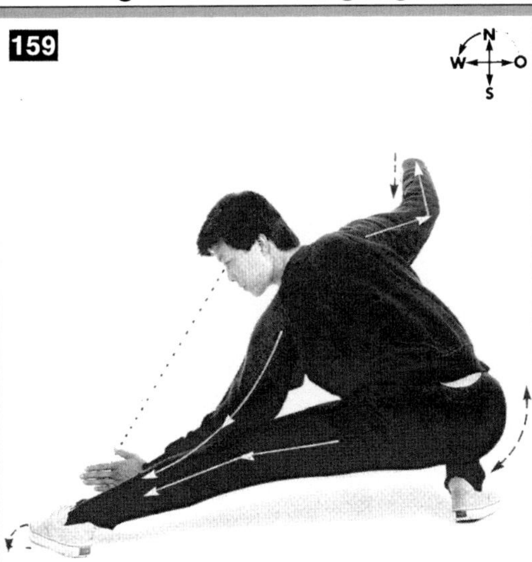

KNIEBEUGE RECHTS, Popo hinunter! GEWICHT RECHTS; während die LINKE HAND den Körper und das linke Bein entlangstreicht, (LINKE HANDFLÄCHE bis Kniehöhe zum KÖRPER, dann HANDRÜCKEN zum linken Bein drehen) LINKE FUSS-SPITZE vorwärts drehen (von N nach W); RECHTE HAND bleibt PEITSCHE; BEIDE FUSSSOHLEN bleiben auf dem Boden; BLICK folgt der linken Hand;

160

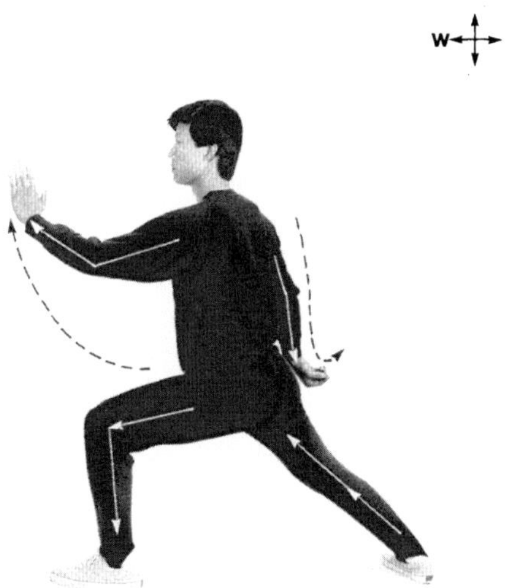

GEWICHT durch Beugen des LINKEN, Strecken des RECHTEN KNIES auf das LINKE BEIN, nach vorne (W) verlagern;
LINKE HAND geht in einem Bogen aufwärts bis in Augenhöhe, LINKE HANDFLÄCHE schaut nach rechts (N);
PEITSCHE RECHTS, Fingerspitzen zeigen nach rechts (N).

16. Übung: Abwärtsbewegung und auf einem Bein stehen

161

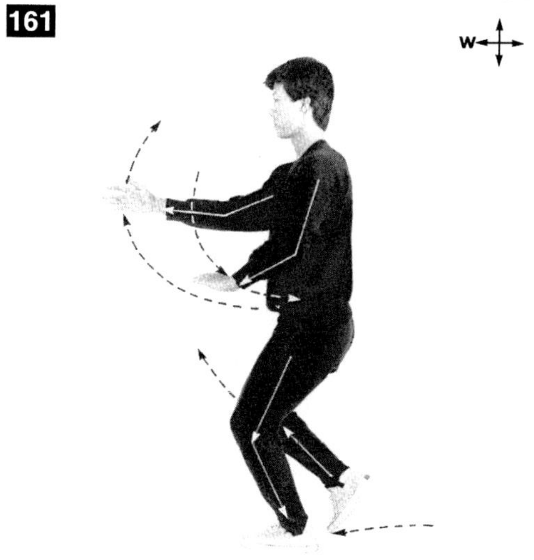

Gleichsam mit Hilfe der RECHTEN HAND (PEITSCHE öffnen), die von hinten, an der Hüfte vorbei, nach vorne oben gezogen wird, das GEWICHT IN EINEM ZUG weiter auf das LINKE BEIN vorwärts (W) verlagern, während das RECHTE BEIN vorgezogen wird;
LINKE HAND beginnt herabzusinken;

162

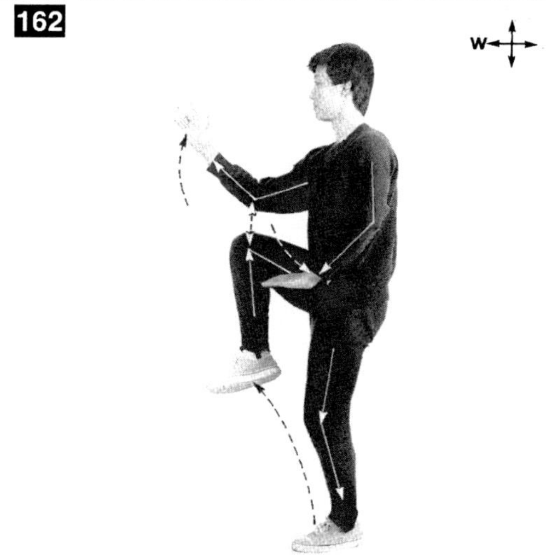

Während das RECHTE BEIN durch Beugen in KNIE und HÜFTGELENK nach vorne (W) angehoben wird (RECHTES FUSSGELENK locker – kein Spitz-, kein Hakenfuß!), RECHTE HAND (HANDFLÄCHE nach links, S) in einem Zug weiter nach vorne (W) heben, RECHTEN ELLBOGEN oberhalb des rechten Knies sanft einbiegen;
RECHTE HAND dadurch knapp unter Augenhöhe.

16. Übung: Abwärtsbewegung und auf einem Bein stehen

164

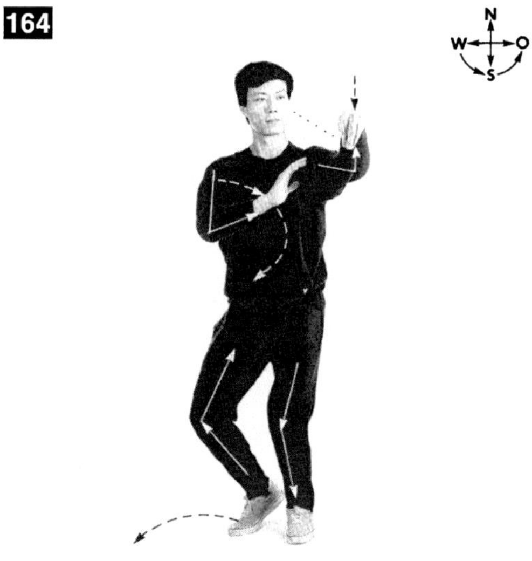

KÖRPER auf dem RECHTEN BEIN nach links (von W nach S) drehen, LINKE HAND nach links (SO) heben, PEITSCHE formen;
gleichzeitig RECHTE HAND mit der HANDFLÄCHE zum Körper in einem Bogen etwa in Kopfhöhe von rechts (W) nach links (O) in die Gegend des unteren Drittels des linken Unterarms ziehen, RECHTE HANDFLÄCHE zum linken Unterarm; BLICK auf die linke Hand; . . .

165

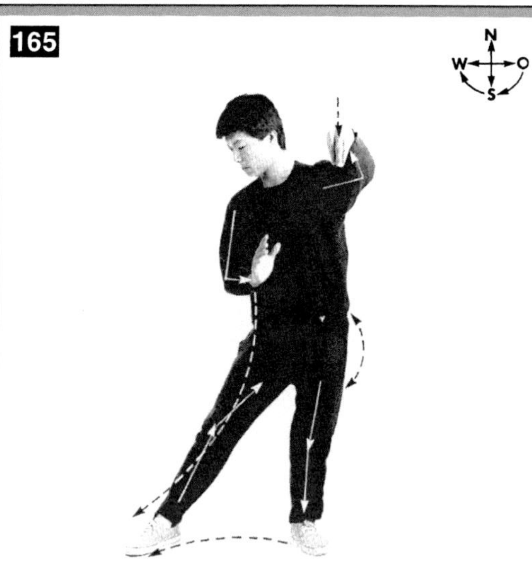

. . . dann RECHTEN FUSS durch Beugen in Knie und Hüfte leicht anheben . . .
. . . und seitlich nach rechts (W) stellen, RECHTE FUSS-SPITZE nach innen gedreht, zeigt nach S;

17. Übung: Abwärtsbewegung und auf einem Bein stehen

163

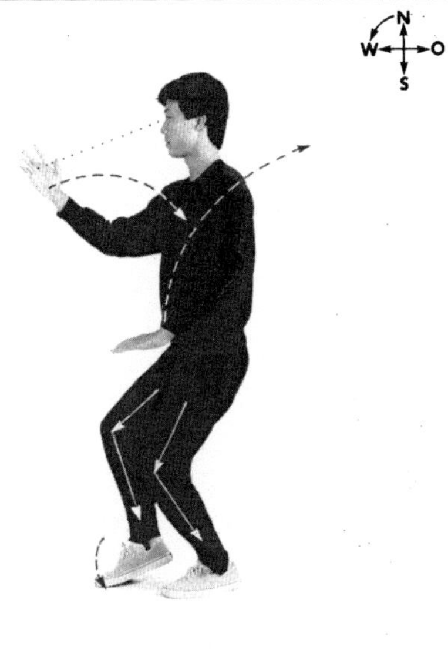

Spiegelbildlich wie die 16. Übung.
LINKES KNIE (Standbein) ganz leicht beugen;
RECHTE ZEHENSPITZEN auf den Boden stellen und . . .

17. Übung: Abwärtsbewegung und auf einem Bein stehen

166

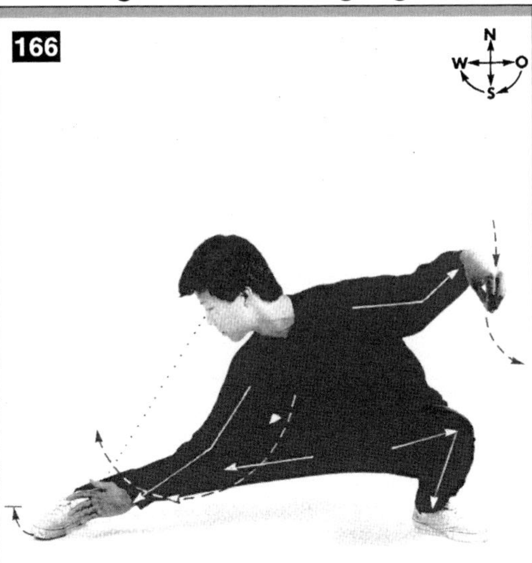

KNIEBEUGE LINKS, Popo hinunter! GEWICHT LINKS; während die RECHTE HAND den Körper und das rechte Bein entlangstreicht, (RECHTE HANDFLÄCHE bis Kniehöhe zum Körper, dann HANDRÜCKEN zum Bein drehen) RECHTE FUSS-SPITZE vorwärts drehen (von S nach W);
RECHTE HAND bleibt PEITSCHE;
BEIDE FUSS-SOHLEN bleiben auf dem Boden;
BLICK folgt der linken Hand;

167

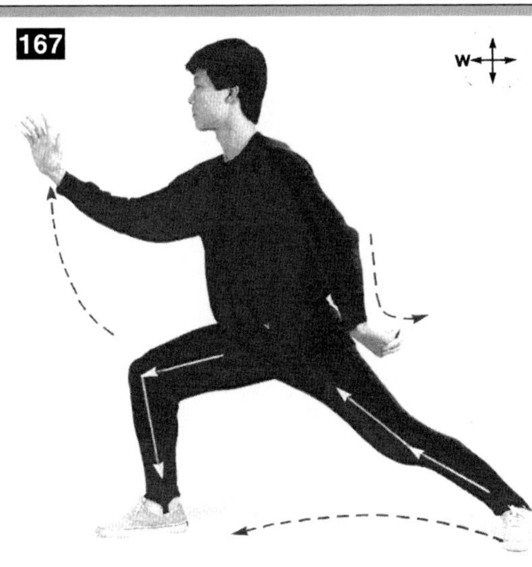

GEWICHT durch Beugen des RECHTEN, Strekken des LINKEN KNIES auf das RECHTE BEIN vorwärts (W) verlagern;
RECHTE HAND geht in einem Bogen weiter aufwärts bis in Augenhöhe, RECHTE HANDFLÄCHE schaut nach links (S);
PEITSCHE LINKS;
Fingerspitzen zeigen nach rechts (N);

17. Übung: Abwärtsbewegung und auf einem Bein stehen

168

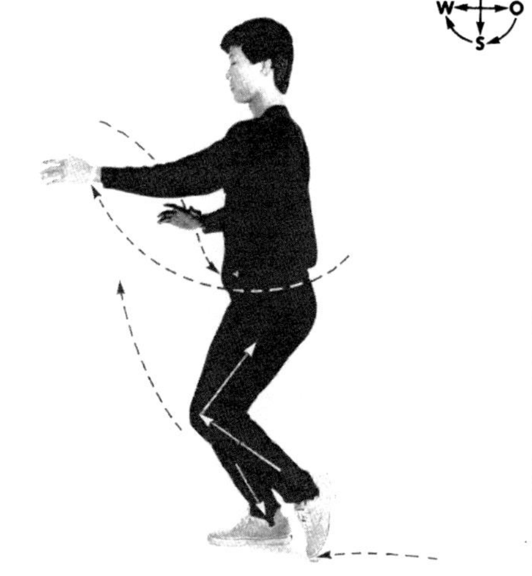

169

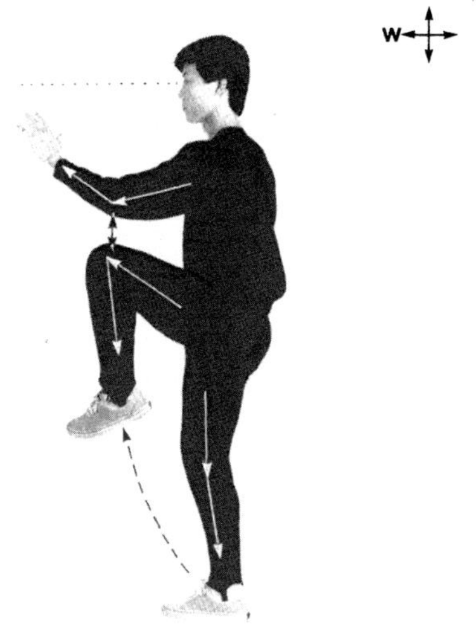

Während das LINKE KNIE nach vorne (W) angehoben wird (FUSSGELENK locker!), LINKE HAND (HANDFLÄCHE nach rechts, N) in einem Zug nach vorne heben, den LINKEN ELLBOGEN, oberhalb des linken Knies sanft einbiegen, dadurch kommt die LINKE HAND knapp unter Augenhöhe links; – RECHTE HAND sinkt von Augenhöhe vorne zur rechten Hüfte, HANDFLÄCHE nach unten, FINGERSPITZEN nach vorne; BLICK über die Fingerspitzen der linken Hand (W).

Gleichsam mit Hilfe der LINKEN HAND (PEITSCHE öffnen), die von hinten, an der Hüfte vorbei, nach vorne, oben gezogen wird, das GEWICHT IN EINEM ZUG weiter auf das RECHTE BEIN vorwärts (W) verlagern, während das LINKE BEIN vorgezogen wird;
RECHTE HAND beginnt herabzusinken;

18. Übung: Weben nach beiden Seiten

171

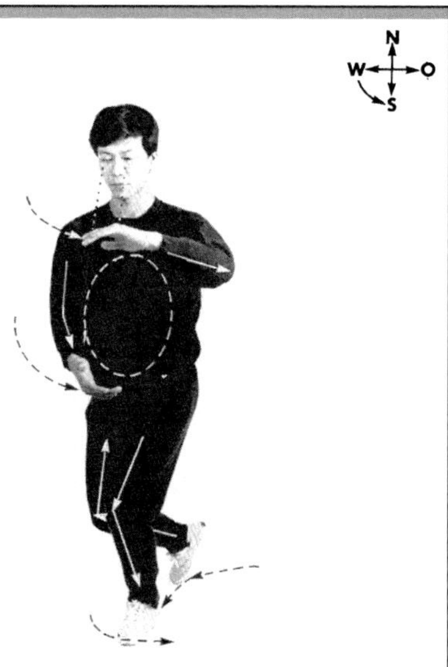

172

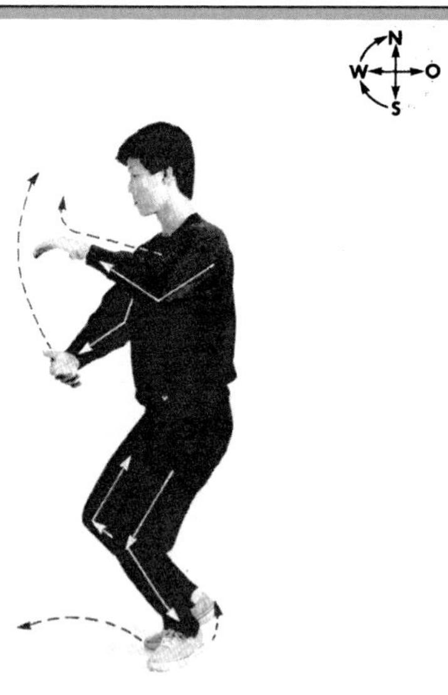

LINKEN FUSS (Spitze nach außen gedreht) nach links (SW) vor den rechten Fuß stellen; während der GEWICHTSVERLAGERUNG auf den LINKEN FUSS (Abrollen und Knie beugen), RECHTEN FUSS beizuziehen beginnen und zur BALLHALTUNG LINKS kommen: RECHTE HAND geht schaufelnd vor die linke Hüfte, HANDFLÄCHE nach oben; BLICK auf die linke Hand (SW), die mit der HANDFLÄCHE nach unten auf Brusthöhe herabgesunken ist;

RECHTEN FUSS bis Fersenhöhe links beiziehen und KÖRPER nach rechts drehen, über W . . .

18. Übung: Weben nach beiden Seiten

170

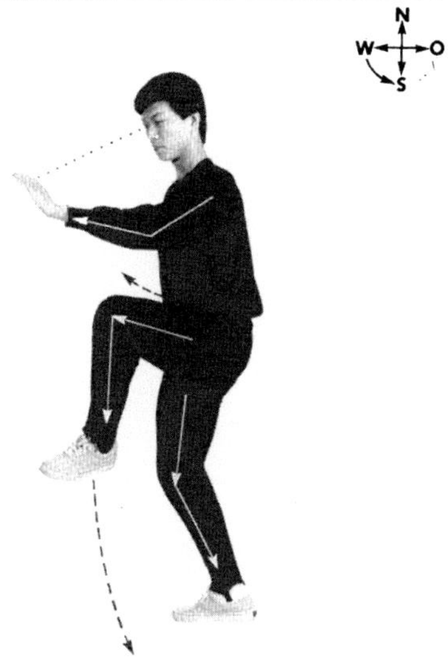

KÖRPER etwas nach links drehen (SW);

18. Übung: Weben nach beiden Seiten

173

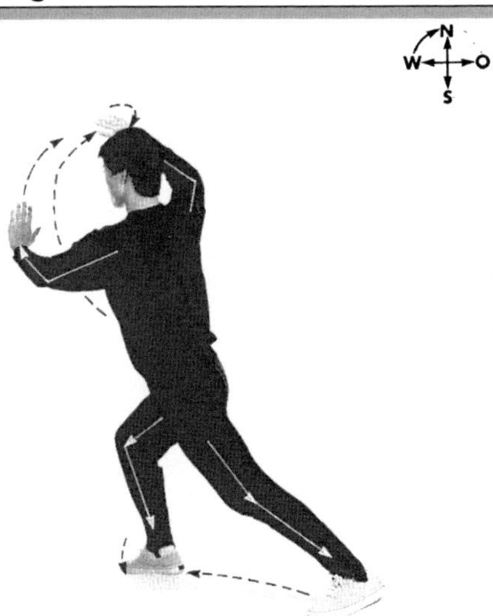

. . . nach NW; AUSFALLSCHRITT RECHTS nach NW; während des Abrollens zur SCHÜTZESTELLUNG RECHTS, geht die RECHTE HAND in einem Bogen von der linken Hüfte nach oben bis spannenbreit über die Stirn rechts; RECHTE HANDFLÄCHE zuerst zum Körper, oberhalb der Stirn nach oben drehen; LINKE HAND begleitet die rechte nach oben, stößt in Mundhöhe mit der HANDFLÄCHE voraus, nach vorne (NW); FIN-

174

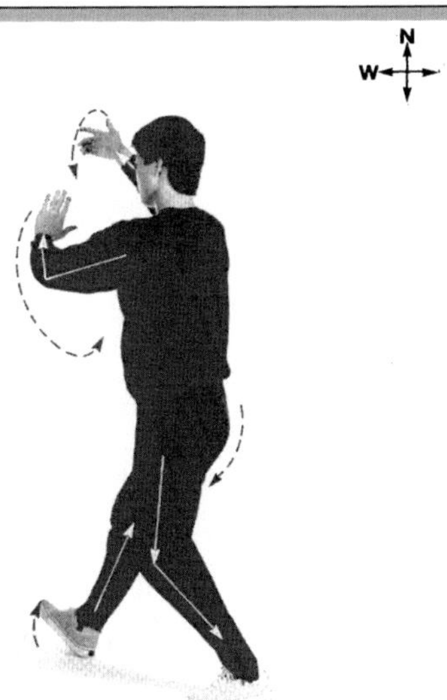

GERSPITZEN nach oben; BLICK darüber vorwärts (NW);

GEWICHT durch ZURÜCKSETZEN auf das LINKE BEIN verlagern;
RECHTE FUSS-SPITZE heben, ABER NICHT DREHEN!

18. Übung: Weben nach beiden Seiten

175

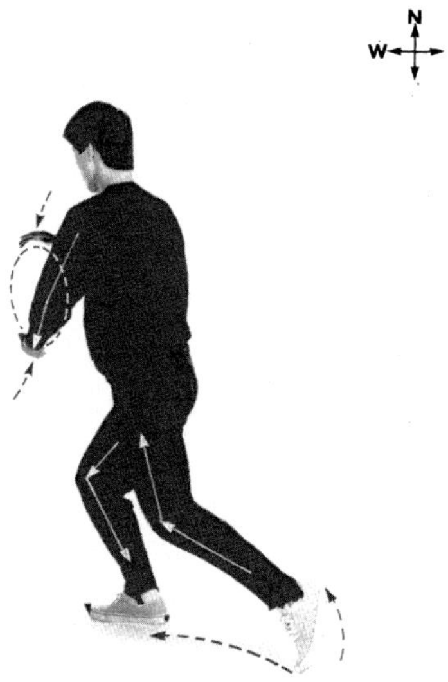

Gewicht wieder nach vorne auf den RECHTEN FUSS, Abrollen über die RECHTE SOHLE; beginnen, LINKEN FUSS beizuziehen und zur BALLHALTUNG RECHTS KOMMEN: LINKE HAND geht „schaufelnd" abwärts vor die rechte Hüfte, LINKE HANDFLÄCHE kommt nach oben; RECHTE HAND (HANDFLÄCHE nach unten) geht abwärts bis in Brusthöhe rechts;

176

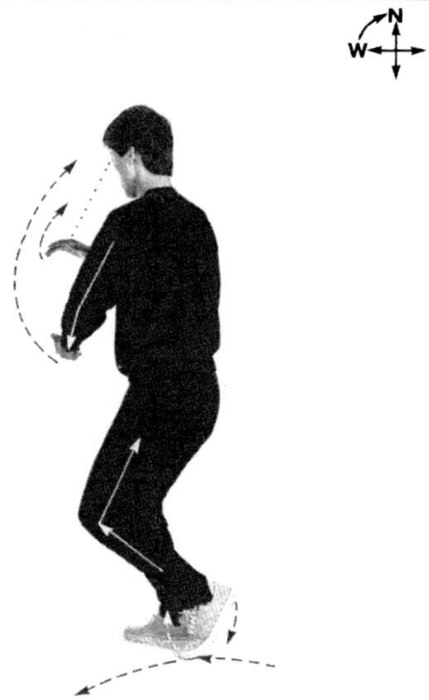

Abb. 176 bis 179: die Sequenz ist spiegelbildlich gleich wie Serie Abb. 171–173;
LINKE FUSS-SPITZE auf Höhe der rechten Ferse beiziehen;
KÖRPER schaut nach NW;
BLICK auf rechte Hand;

18. Übung: Weben nach beiden Seiten

179

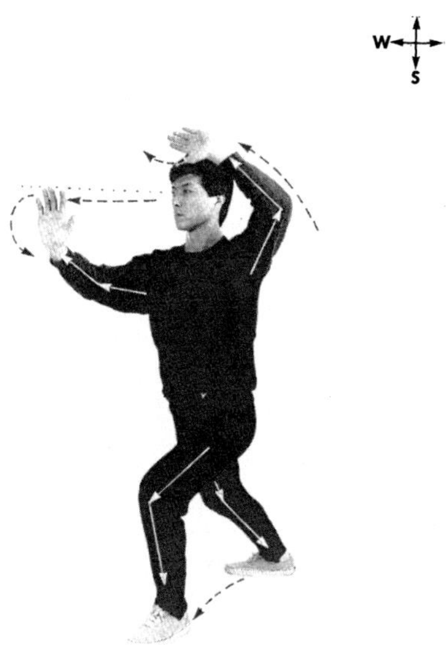

LINKE HANDFLÄCHE spannenbreit oberhalb der Stirn nach oben drehen;
BLICK über die Finger der rechten Hand geradeaus nach SW;

18. Übung: Weben nach beiden Seiten

177

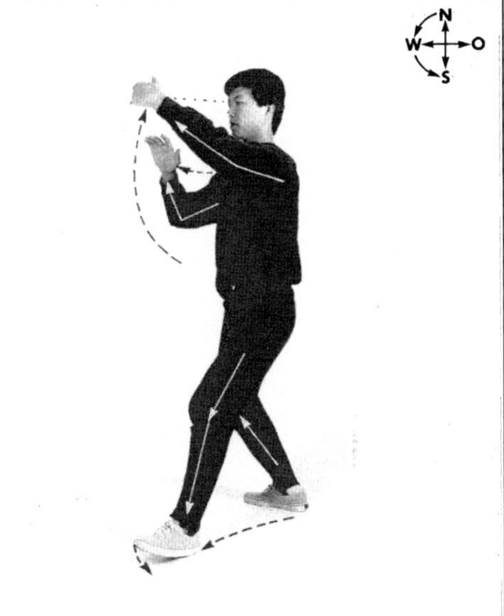

KÖRPER nach links, SW, drehen;
AUSFALLSCHRITT LINKS nach SW;
LINKE HAND vor dem Körper in einem Bogen von linker Hüfte bis spannenbreit oberhalb der linken Stirn aufwärts führen;
LINKE HANDFLÄCHE schaut zum Körper;
RECHTE HAND begleitet die linke nach oben . . .

178

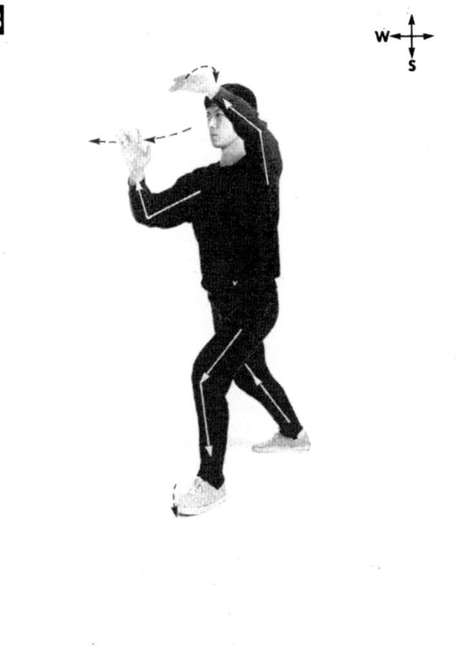

. . . während das GEWICHT durch Abrollen und Kniebeugen links vorwärts zur SCHÜTZE-STELLUNG LINKS verlagert wird;

19. Übung: Die Nadel auf dem Meeresgrund

180

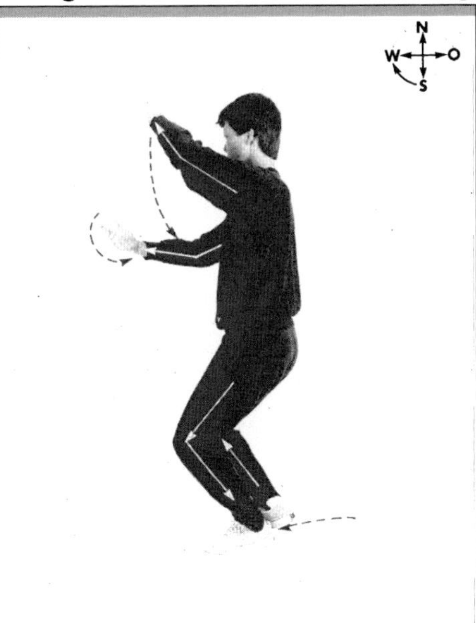

RECHTE FUSS-SPITZE auf Fersenhöhe links beiziehen;
RECHTE HANDFLÄCHE nach oben, LINKE HANDFLÄCHE nach unten drehen;
LINKE HANDFLÄCHE senken bis nahe der rechten Ellenbeuge;

181

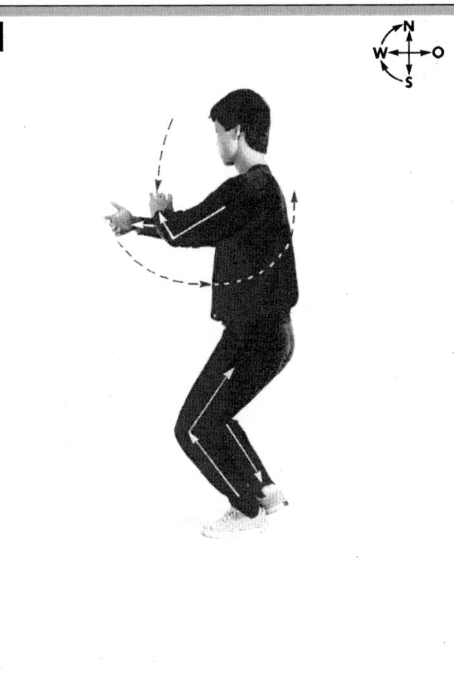

RECHTE HAND in einem Bogen unter der linken Hand zur rechten Hüfte zurückziehen;

19. Übung: Die Nadel auf dem Meeresgrund, von oben

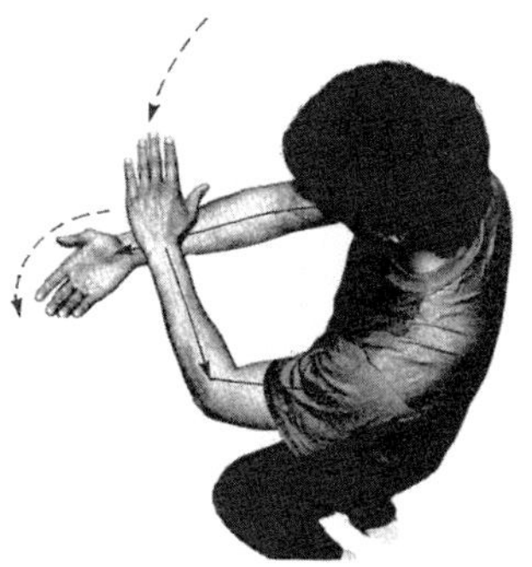

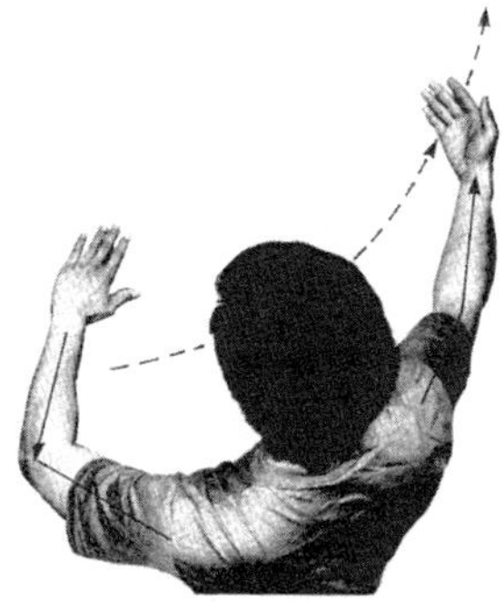

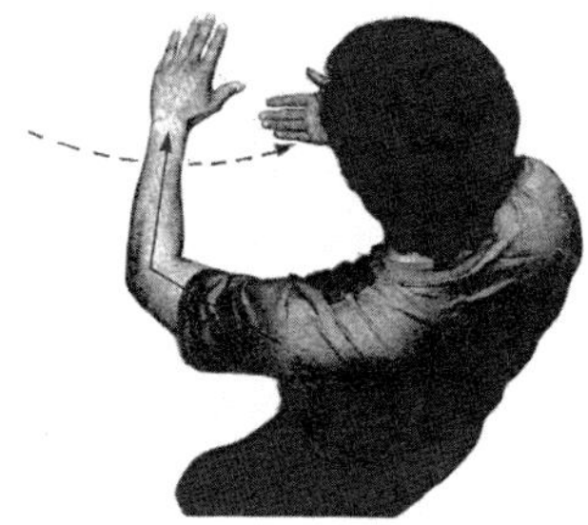

181b

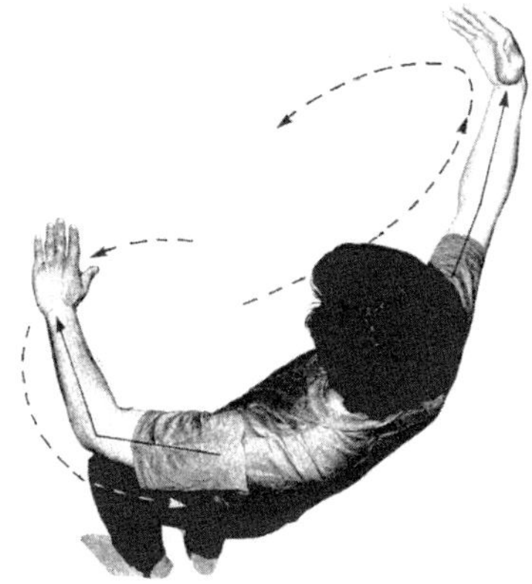

182b

20. Übung: Ein Arm schnellt vor

rechts zum linken Knie – HANDFLÄCHE zum linken Bein, FINGERSPITZEN nach unten, der Daumen ist relativ am höchsten, HANDGELENK in RICHTUNG kleiner Finger fallen lassen; BLICK auf die rechte Hand;

184

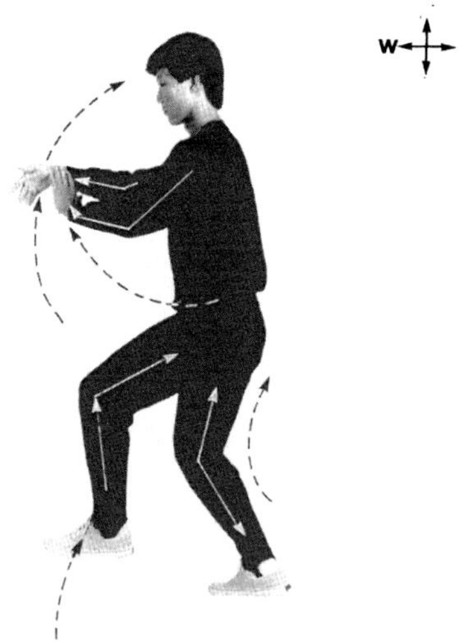

SCHWERPUNKT HEBEN durch leichtes Strekken des RECHTEN KNIES; das gebeugte LINKE KNIE etwas anheben; gleichzeitig die RECHTE HAND in unveränderter Haltung bis knapp Schulterhöhe, LINKE HAND etwas schneller im Bogen nach rechts und aufwärts nahe zum Puls der rechten Hand heben (s. Abb. 184a); KÖRPER schaut nach W;

19. Übung: Die Nadel auf dem Meeresgrund

182

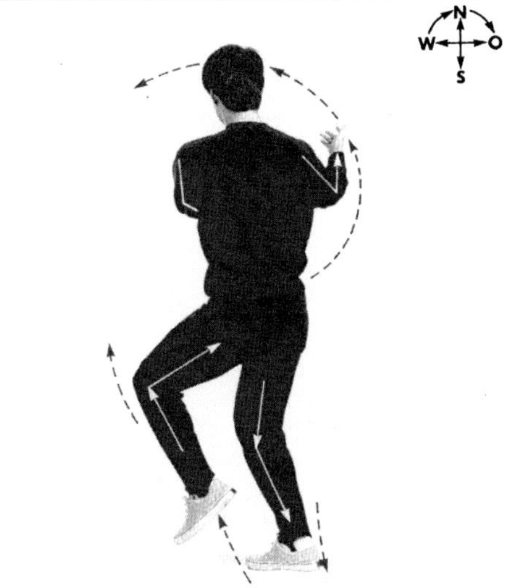

KÖRPER nach rechts (N) wenden; umsteigen, GEWICHT auf den RECHTEN FUSS;
RECHTEN ARM von der rechten Hüfte in einem Bogen nach rechts hinten (NNO) bis in Ohrhöhe führen;
LINKE HAND bewegt sich nur durch die Körperdrehung vor der rechten Schulter mit nach rechts (NNW);
LINKES KNIE anheben;

183

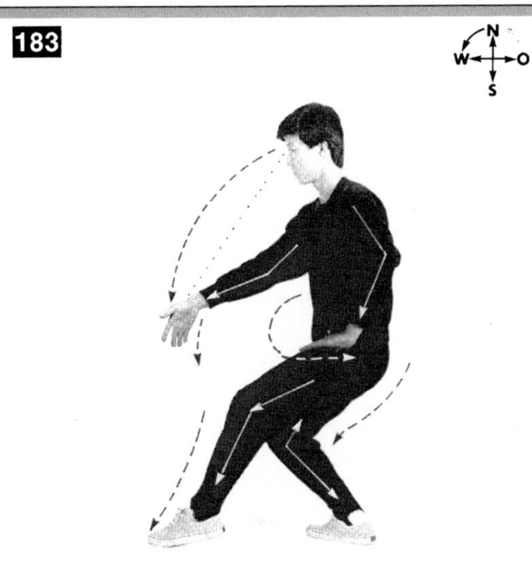

Während sich der KÖRPER nach links (W) zurückdreht, sinkt das LINKE KNIE mit einem leeren Schritt nach W herab; währenddessen „bürstet“ die LINKE HAND das LINKE KNIE, indem sie in einem Bogen über dem linken Knie zur linken Hüfte schwebt; SCHWERPUNKT SENKEN durch Beugen des RECHTEN KNIES (Standbein); während sich die linke Fußspitze dem Boden nähert, fällt die RECHTE HAND in einem Bogen von Ohrhöhe

20. Übung: Ein Arm schnellt vor

185

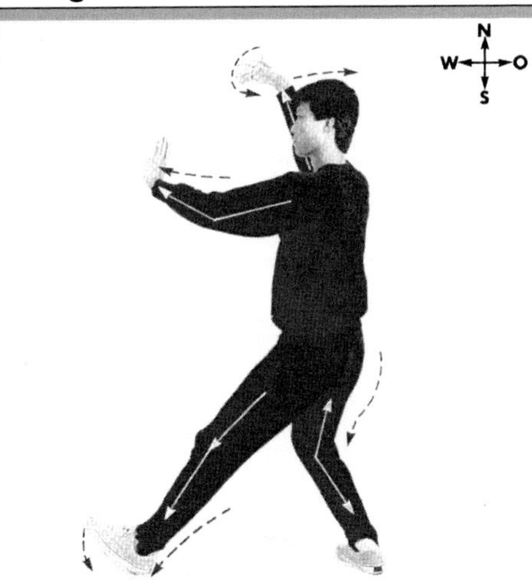

SCHWERPUNKT SENKEN durch leichtes Beugen des RECHTEN KNIES (Standbein); das angehobene LINKE KNIE zum AUSFALLSCHRITT LINKS (W) vorwärts strecken (Ferse zuerst!); RECHTE HAND (HANDFLÄCHE nach links (S) und etwas nach unten) in einem Bogen vor dem Gesicht nach oben bis über den Kopf rechts ziehen; LINKE HAND BEGINNT von Höhe des oberen Brustkorbes mit der HANDFLFLÄCHE voraus nach vorwärts (W) zu stoßen, FINGERSPITZEN nach oben, in Mundhöhe (s. Abb. 185a)

186

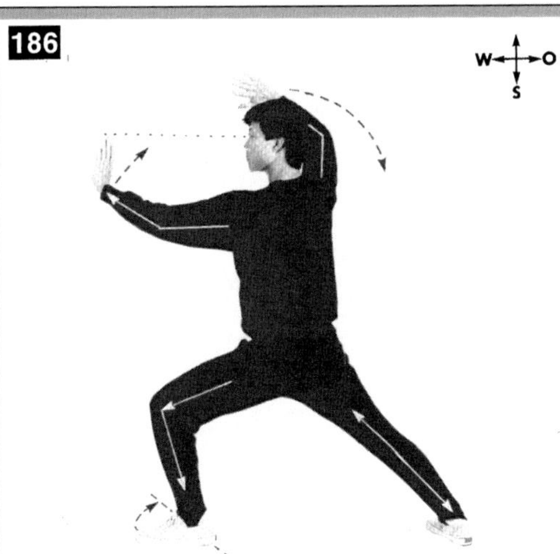

GEWICHT durch Abrollen und KNIEBEUGEN zur SCHÜTZESTELLUNG LINKS vorwärts verlagern; KÖRPER nach rechts, N, drehen; RECHTE HANDFLÄCHE oberhalb der rechten Schläfe nach oben und N drehen (Daumen nach unten zur Schläfe, Fingerspitzen nach vorne) mit der LINKEN HAND den Stoß nach W vollenden (s. Abb. 186a); BLICK über die linken Fingerspitzen geradeaus nach W;

20. Übung: Ein Arm schnellt vor, von oben

184a

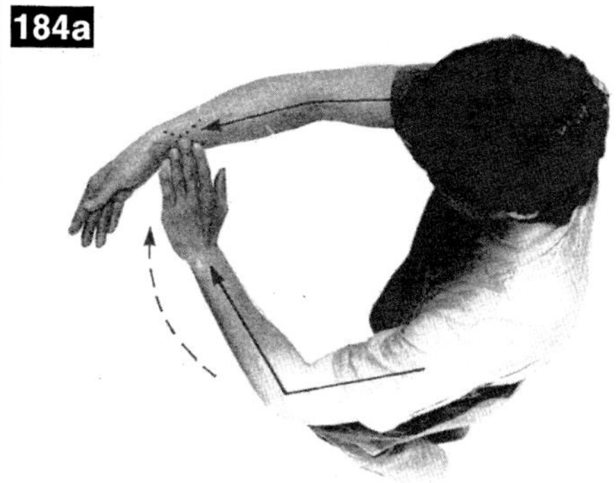

186a

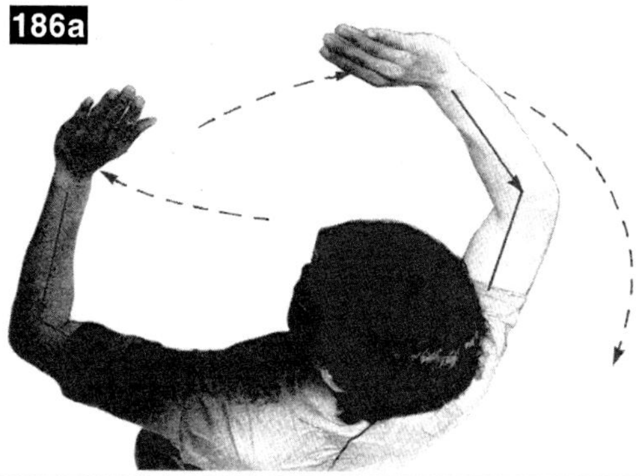

185a

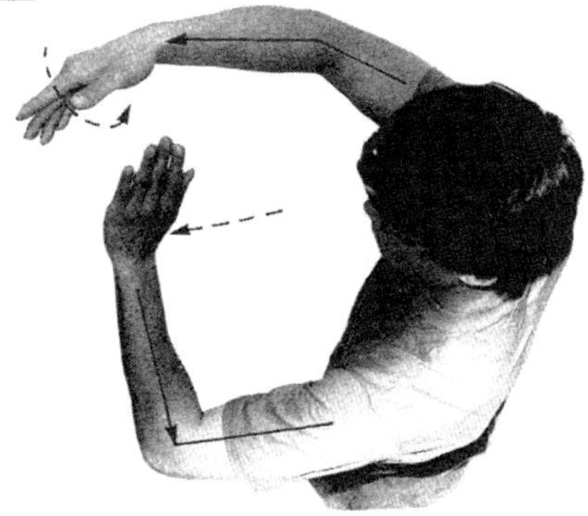

21. Übung: Drehung, Abwehr nach unten, parieren und zustoßen

188

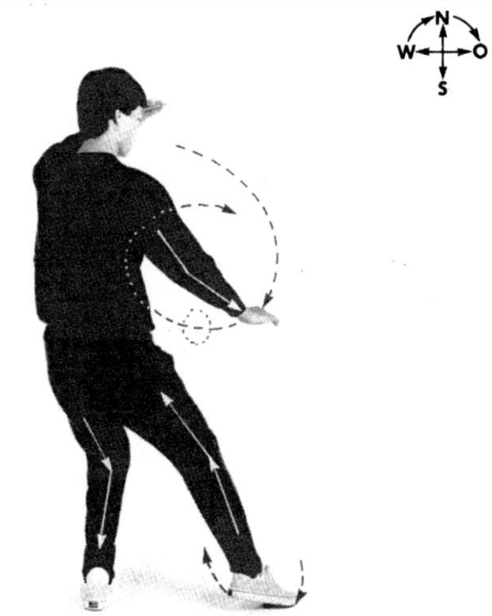

GEWICHT auf den LINKEN FUSS zurück verlagern und RECHTEN FUSS beiziehen, während der KÖRPER leicht nach rechts NO dreht; gleichzeitig kommt es zur angedeuteten FAUSTBALLHALTUNG LINKS: die RECHTE HAND geht weiter im Uhrzeigersinn vor die linke Hüfte, wird knapp vorher zur Faust (HANDRÜCKEN nach oben); gleichzeitig geht die LINKE HAND (HANDFLÄCHE zuerst nach außen) vor die linke Brust (Handfläche nach unten).

188a

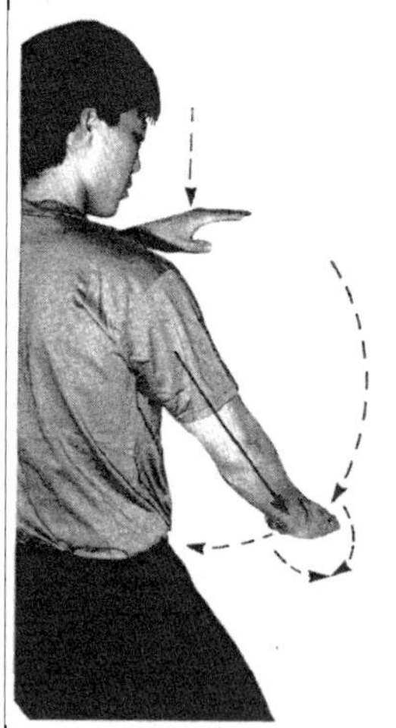

188b

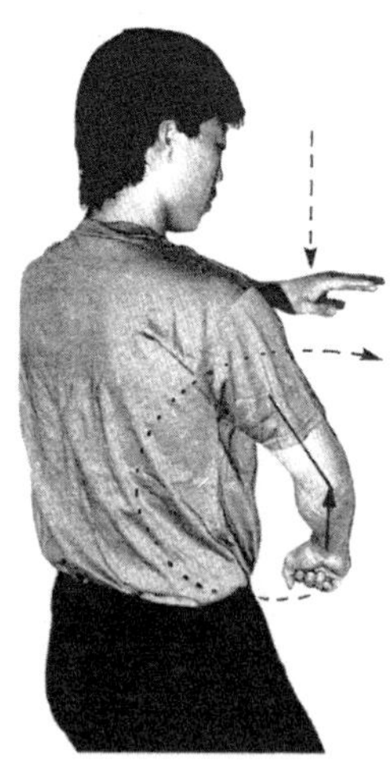

Während das RECHTE KNIE zum AUSFALLSCHRITT angehoben und wie der KÖRPER um 90 Grad nach rechts O gewendet wird, geht die RECHTE FAUST in einem Bogen im Uhrzeigersinn vor dem Körper zuerst links aufwärts (HANDRÜCKEN oben), dann an den Augen vorbei nach rechts, dann rechts abwärts, Faust nach außen kippen lassen; HANDRÜCKEN unten; im gleichen Augenblick . . .

21. Übung: Drehung, Abwehr nach unten, parieren und zustoßen

187

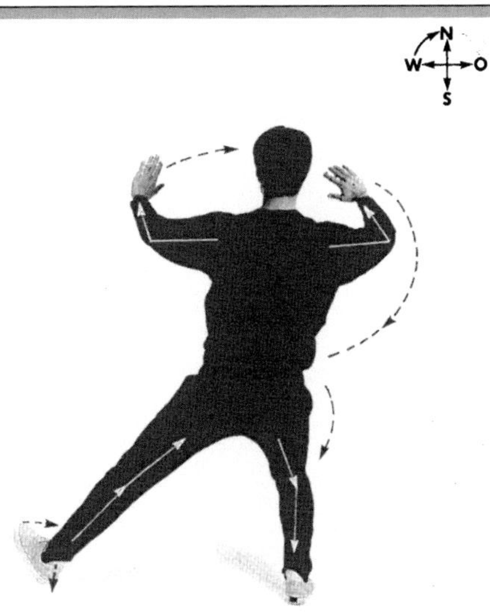

GEWICHT nach RECHTS durch KNIEBEUGEN RECHTS;
KÖRPER und LINKE FUSS-SPITZE nach rechts (N) drehen, gleichzeitig beginnt die RECHTE HAND einen Kreis im Uhrzeigersinn nach rechts;
BLICK auf die RECHTE HAND;

21. Übung: Drehung, Abwehr nach unten, parieren und zustoßen, von N gesehen

188a

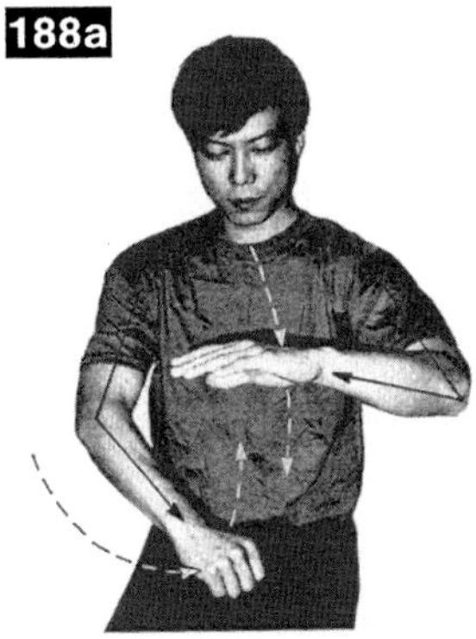

Die Blickrichtung des Betrachters wurde geändert, um den kreisenden Weg der rechten Faust besser zu zeigen!!!

188b

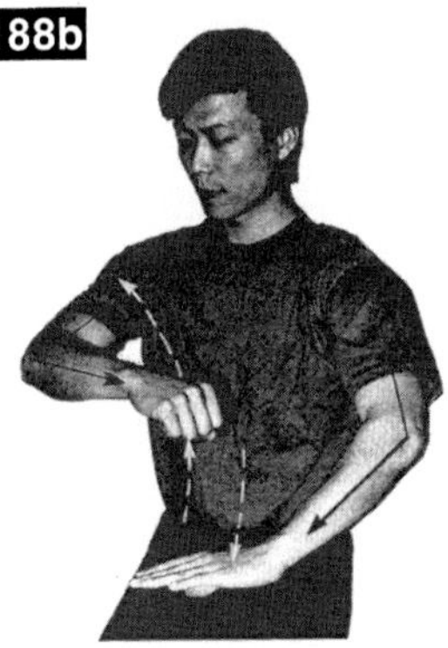

188c

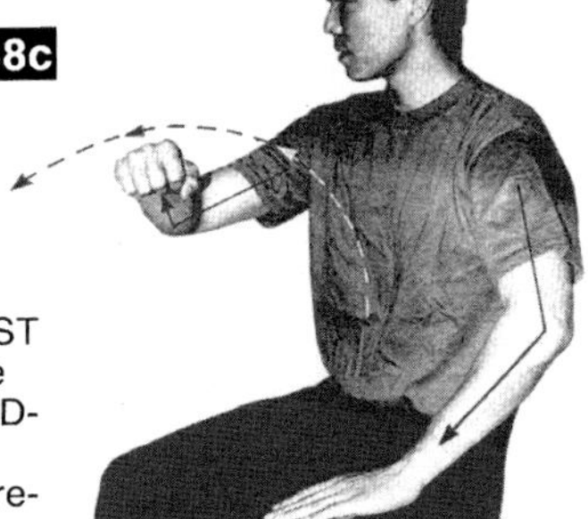

RECHTE FAUST bis Schulterhöhe anheben, HANDRÜCKEN dabei nach unten drehen;

188d

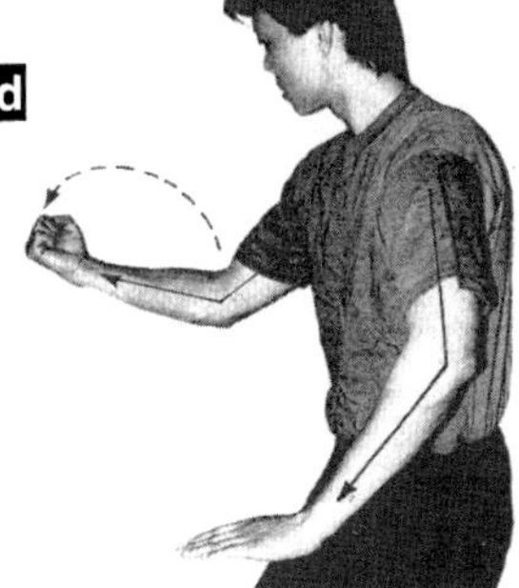

21. Übung: Drehung, Abwehr nach unten, parieren und zustoßen

189

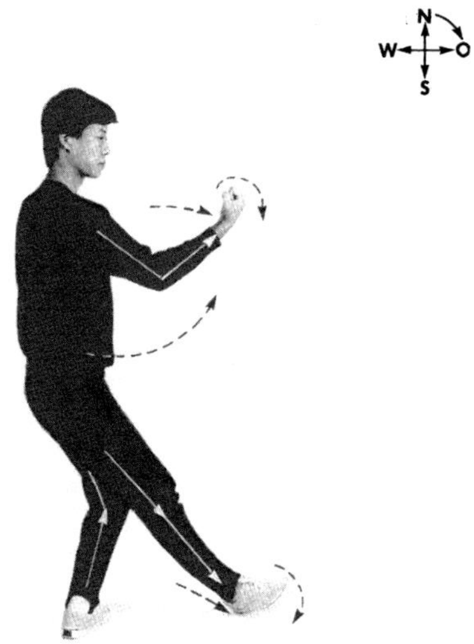

RECHTE FERSE zum nach RECHTS VERDREHTEN AUSFALLSCHRITT nach O aufsetzen, FUSS-SPITZE betont VOR dem Aufsetzen der Ferse nach rechts außen (SO) drehen; gleichzeitig sinkt die LINKE HAND (FINGERSPITZEN nach vorne) von Brusthöhe einfach in Taillenhöhe;

190

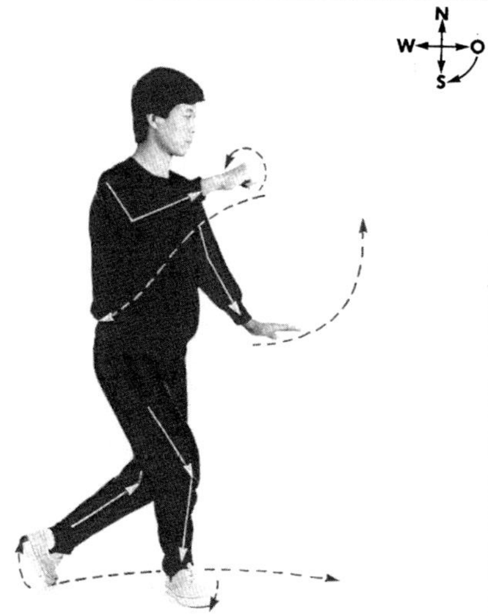

GEWICHT durch Abrollen und RECHTES KNIEBEUGEN nach RECHTS vorwärts verlagern; KÖRPER nach rechts drehen (OSO), gleichzeitig RECHTE FAUST umdrehen, Handrücken nach oben;

22. Übung: Sichtbares Schließen der Reihen

193

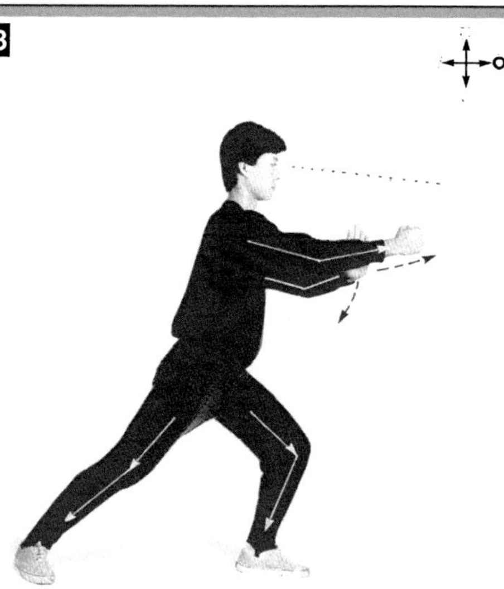

RECHTE FAUST in Mundhöhe entlang der LINKEN HANDFLÄCHE vorwärts (O) schieben; BLICK geradeaus über die rechte Hand (s. Abb. 193a);

21. Übung: Drehung, Abwehr nach unten, parieren und zustoßen

191

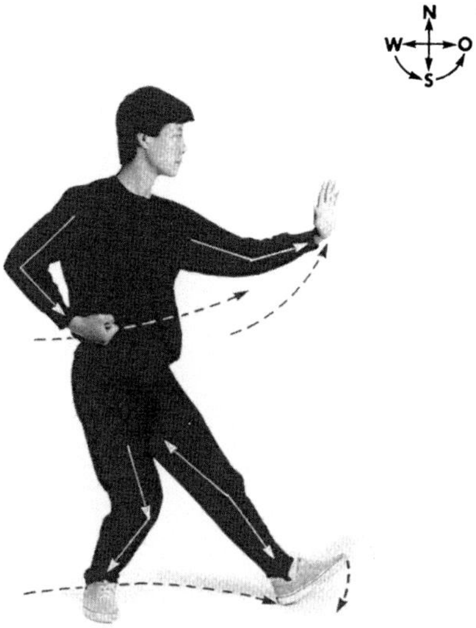

Die RECHTE FAUST beschreibt einen Bogen nach rechts außen und hinten zur Taille; RECHTEN ELLBOGEN leicht beugen, RECHTER FAUSTRÜCKEN nach außen, S; gleichzeitig geht die LINKE HAND in einem Bogen von N nach O vor den Körper in Mundhöhe, HANDFLÄCHE nach rechts (S), FINGERSPITZEN nach oben; LINKEN FUSS beiziehen und ohne Zwischenstop

192

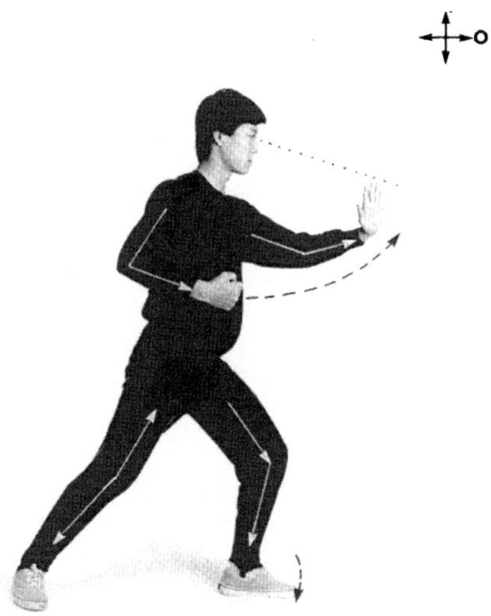

gleich zu einem AUSFALLSCHRITT weiter nach vorne (O) schieben;

GEWICHT durch Abrollen und Beugen des LINKEN KNIES zur SCHÜTZESTELLUNG links vorwärts verlagern;

22. Übung: Sichtbares Schließen der Reihen, Handbewegung

193a

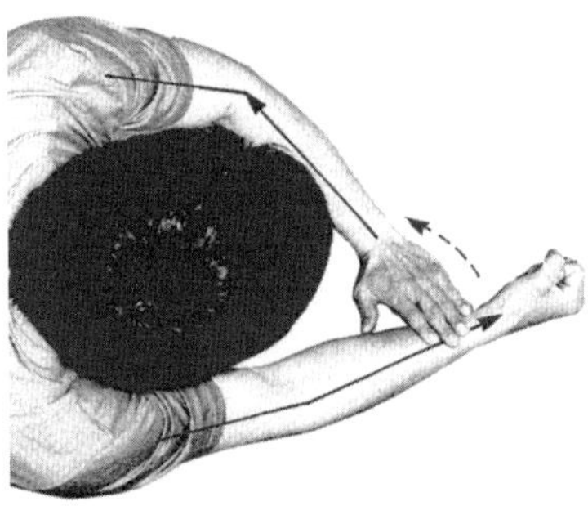

193b

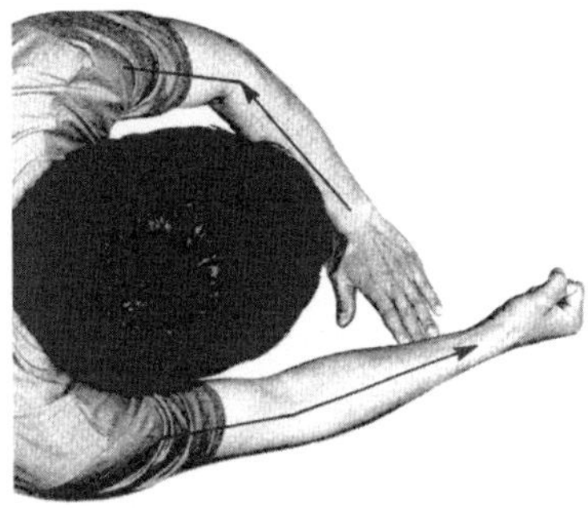

194a

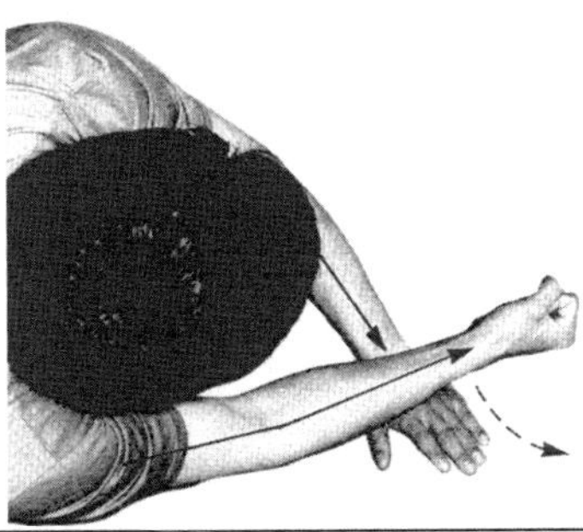

195a

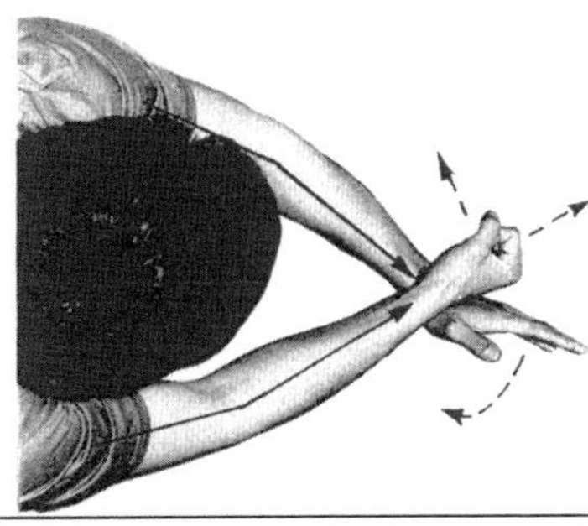

22. Übung: Sichtbares Schließen der Reihen

194

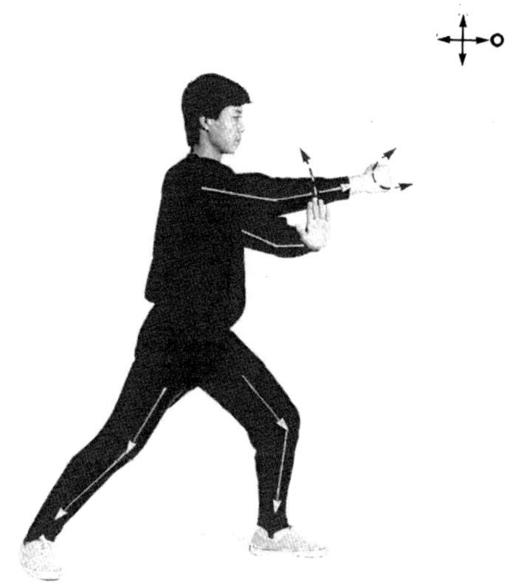

Die LINKEN FINGERSPITZEN gleiten etwas abwärts und um die untere Rundung des rechten Unterarmes an dessen Außenseite;
LINKER HANDRÜCKEN liegt an der Außenseite des rechten Unterarmes, LINKE HANDFLÄCHE nach außen (S) (s. Abb. 194a);
KÖRPER schaut nach O;
BLICK auf die rechte Faust;

195

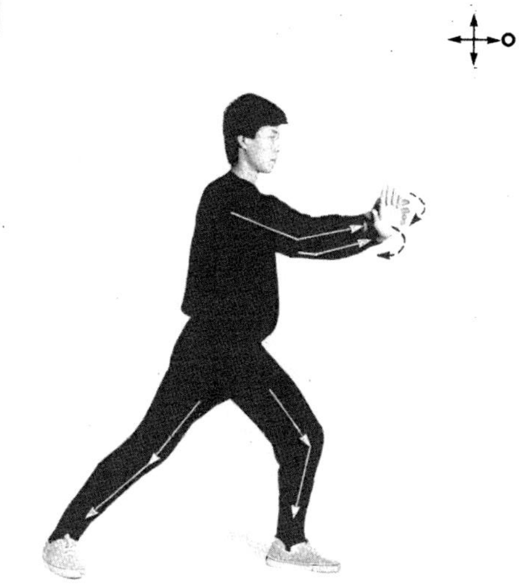

LINKE HAND vorwärts schieben, gleichzeitig die LINKE HANDFLÄCHE nach oben drehen, RECHTE FAUST öffnen (s. Abb. 195a, b)

22. Übung: Sichtbares Schließen der Reihen

197

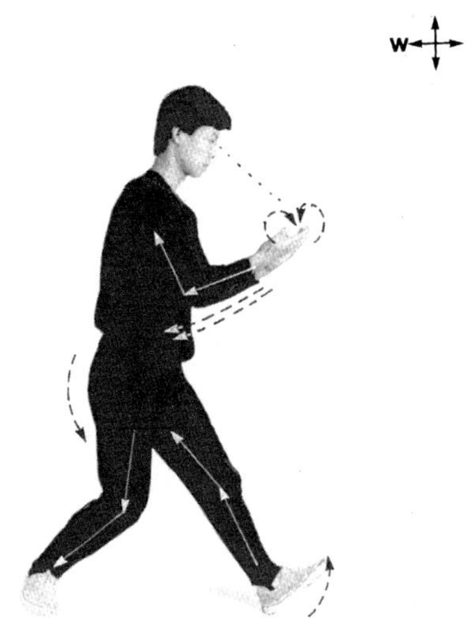

GEWICHT durch ZURÜCKSETZEN auf das RECHTE BEIN verlagern;
LINKE FUSS-SPITZE anheben, FERSE bleibt am Boden;
BEIDE HÄNDE durch Beugen der Ellbogen zum Körper und leicht abwärts in Magengegend ziehen;

198

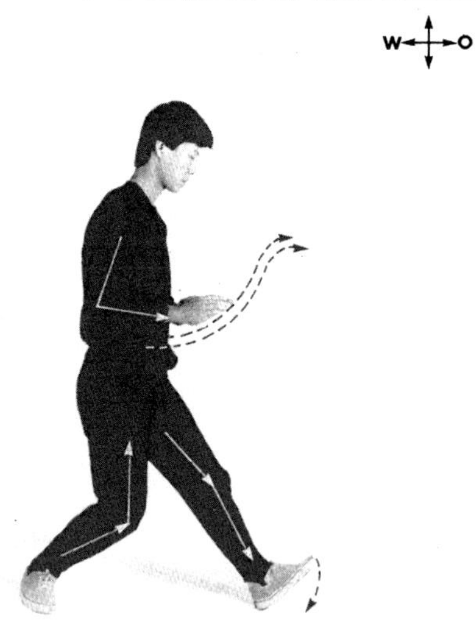

BEIDE HANDFLÄCHEN über die FINGERSPITZEN nach unten drehen, HÄNDE weiter abwärts zum Unterbauch führen;
KÖRPER und BLICK nach O;

22. Übung: Sichtbares Schließen der Reihen

195b

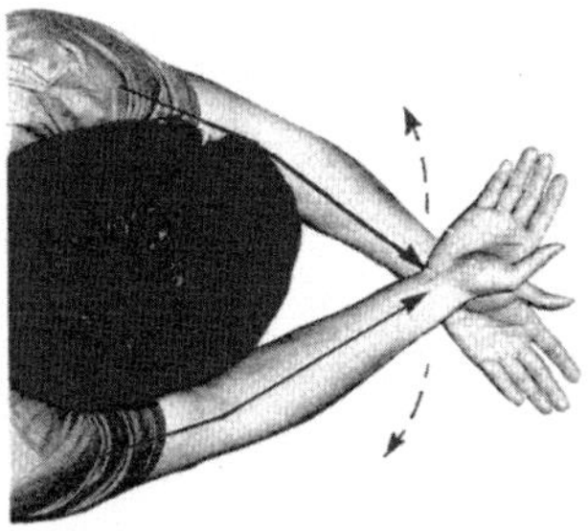

196a HANDGELENKE jetzt gekreuzt, RECHTE HAND oben, LINKE HAND unten, HANDFLÄCHEN nach oben;

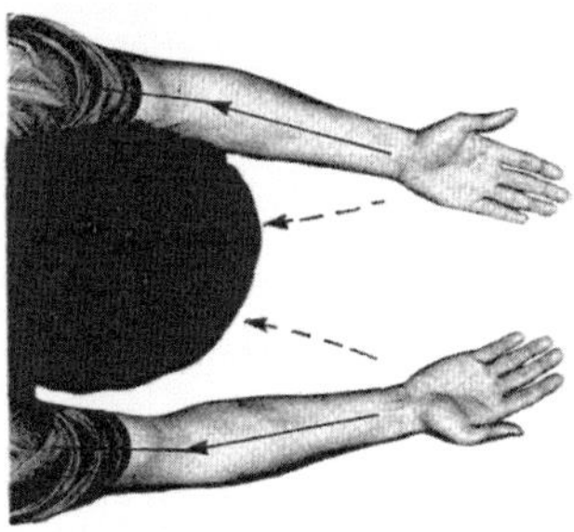

196

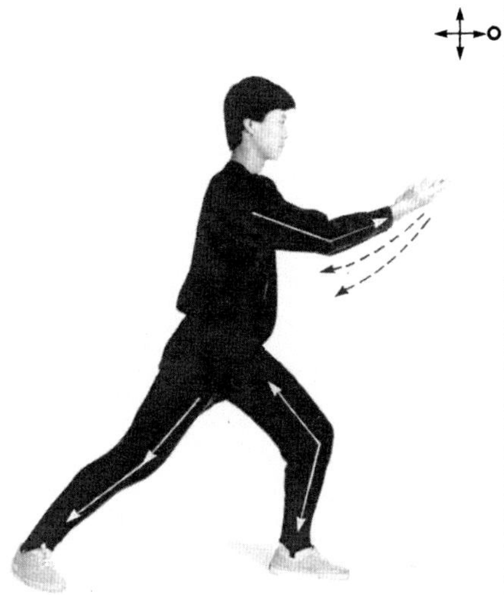

Die ÜBERKREUZTEN HÄNDE gleiten in Brusthöhe auseinander;
BLICK geradeaus nach O;

22. Übung: Sichtbares Schließen der Reihen

199

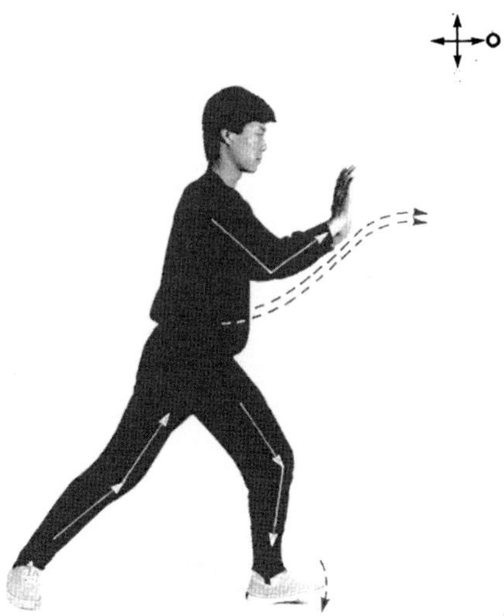

GEWICHT durch Abrollen und Beugen des LINKEN KNIES zur SCHÜTZESTELLUNG LINKS vorwärts verlagern;
HANDGELENKE fallen lassen, dadurch gelangen die HANDFLÄCHEN nach vorne, die FINGERSPITZEN nach oben;
BEIDE HÄNDE gehen vom Bauch in einem Bogen nach oben, vorne; Betonung zuerst auf „aufwärts“, dann auf „vorwärts“;

200

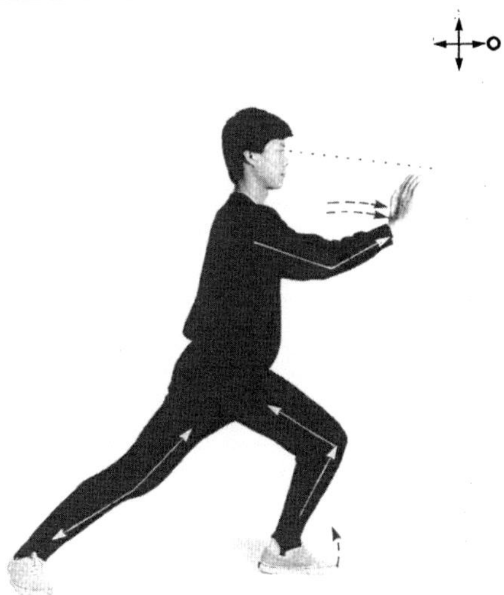

Endstellung: SCHÜTZESTELLUNG LINKS, ARME locker vorwärts gestreckt, leicht gebeugt, KÖRPER UND BLICK nach O.

23. Übung: Kreuzen der Hände, von oben

201

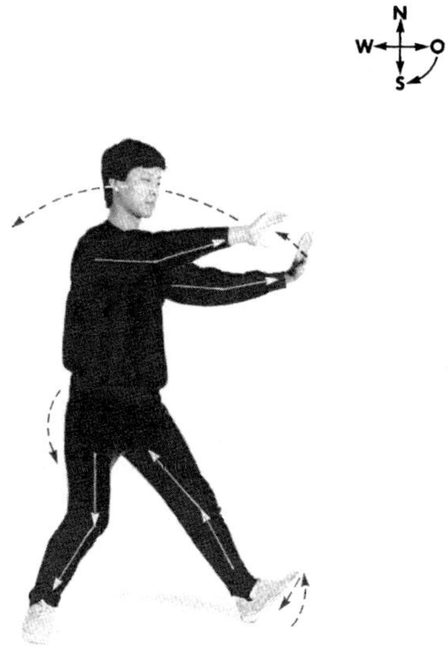

GEWICHT durch ZURÜCKSETZEN auf das RECHTE BEIN verlagern; die entlastete LINKE FUSS-SPITZE heben, (Ferse am Boden), KÖRPER und LINKE FUSS-SPITZE beginnen mit Drehung nach rechts, von O nach S;

23. Übung: Kreuzen der Hände, von oben

204

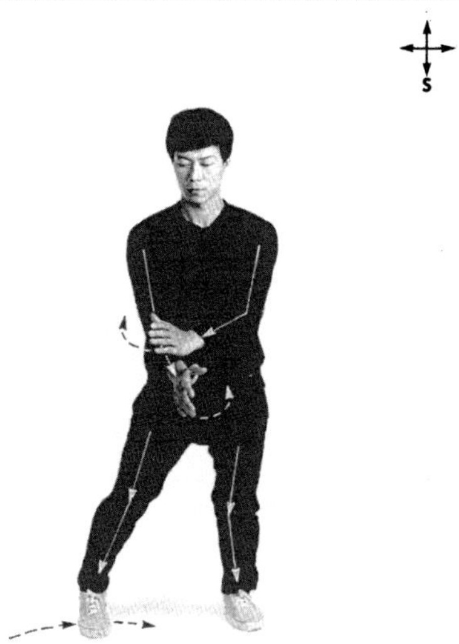

Während der RECHTE FUSS auf Schulterbreite beigezogen wird (BEIDE KNIE leicht gebeugt) die HÄNDE vor dem Unterbauch kreuzen, HAND-FLÄCHEN nach oben, die linke Hand ist oben;

203a

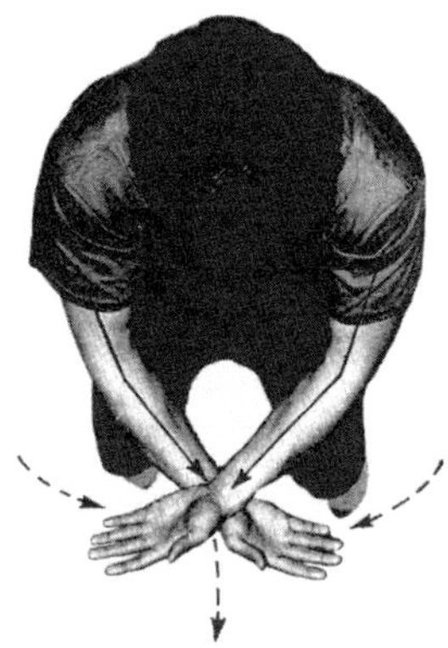

23. Übung: Kreuzen der Hände

202

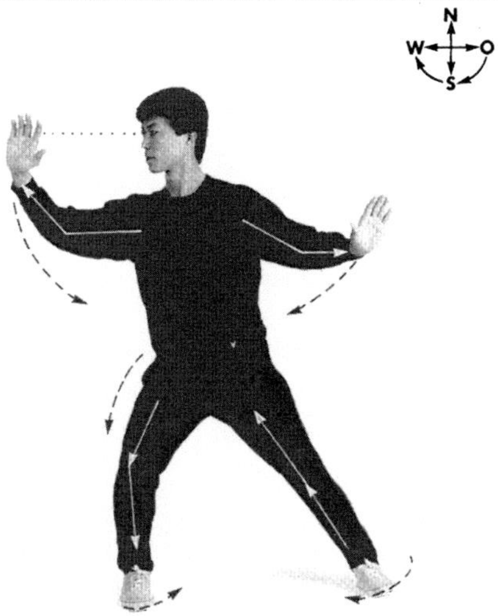

Während KÖRPER und linke FUSS-SPITZE nach rechts (S) drehen, RECHTE HAND von links (O) nach rechts (W) am Gesicht vorbeiziehen; letztlich sind BEIDE HÄNDE seitlich und etwas vor dem Körper in Augenhöhe;
HANDFLÄCHEN schauen nach vorne, BLICK auf die rechte Hand;

203

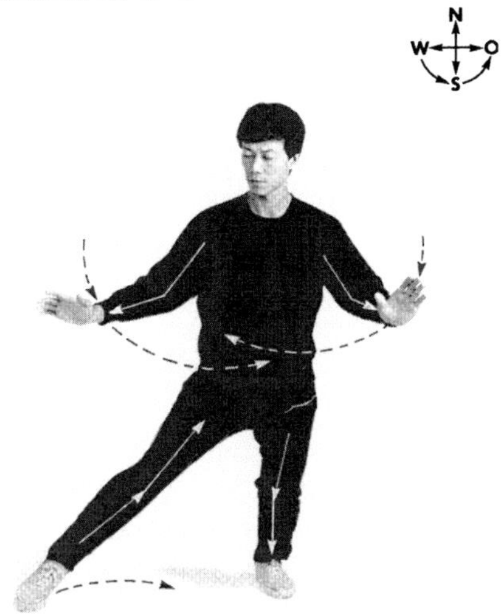

GEWICHT seitlich nach links verlagern durch Beugen des LINKEN KNIES; gleichzeitig senken sich BEIDE HÄNDE etwas vor und neben dem Körper in einem Bogen;

23. Übung: Kreuzen der Hände

205

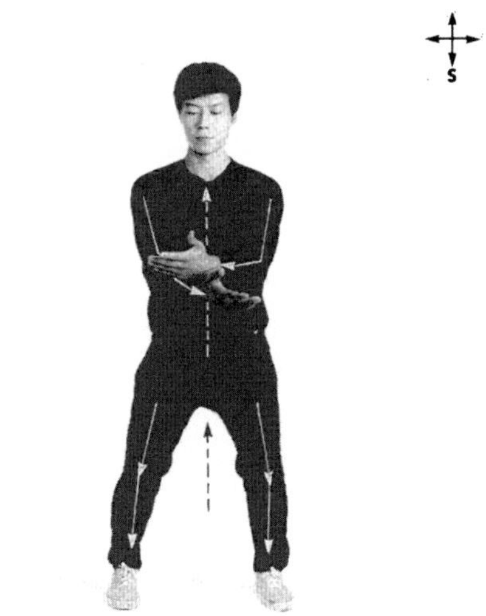

Das GEWICHT auf BEIDE BEINE gleichmäßig verteilen und gleichzeitig die ÜBERKREUZTEN HÄNDE (linke Handfläche oben) langsam vor dem Körper aufheben;
BLICK auf die Hände;

23. Übung: Kreuzen der Hände, von oben

204a

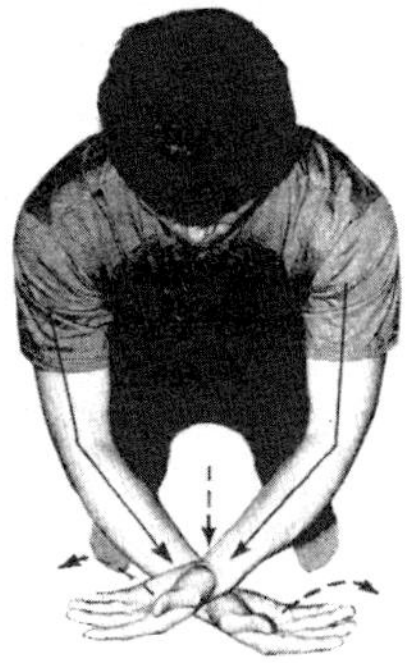

204b

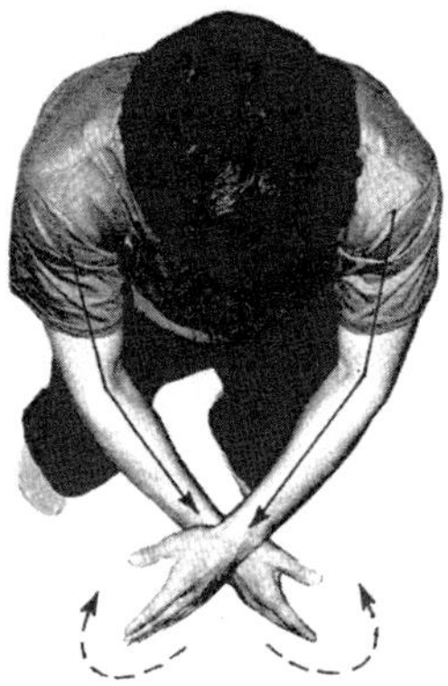

208a

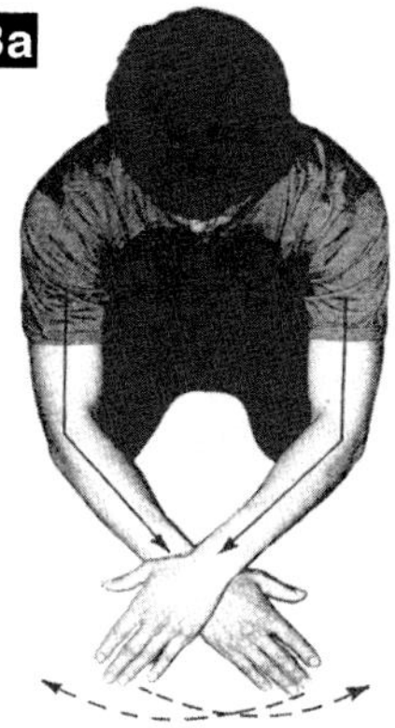

209a

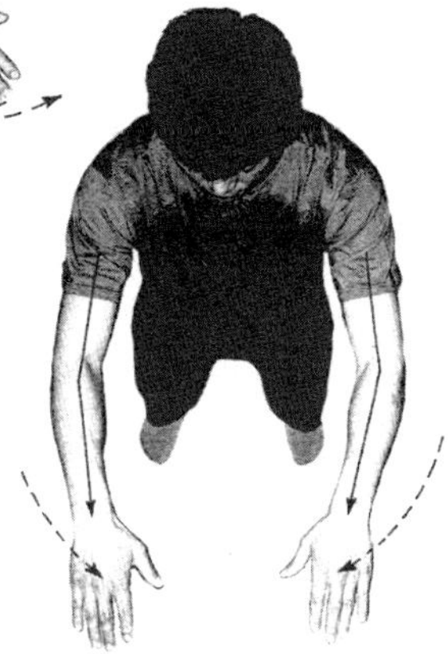

24. Übung: Schluß

208

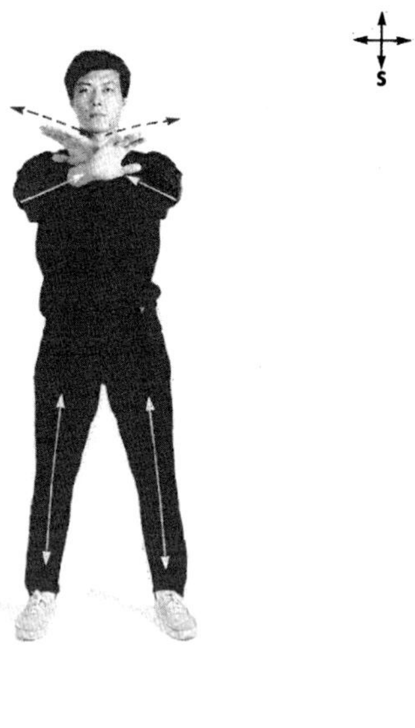

BEIDE HANDFLÄCHEN von oben nach unten drehen;

23. Übung: Kreuzen der Hände

206

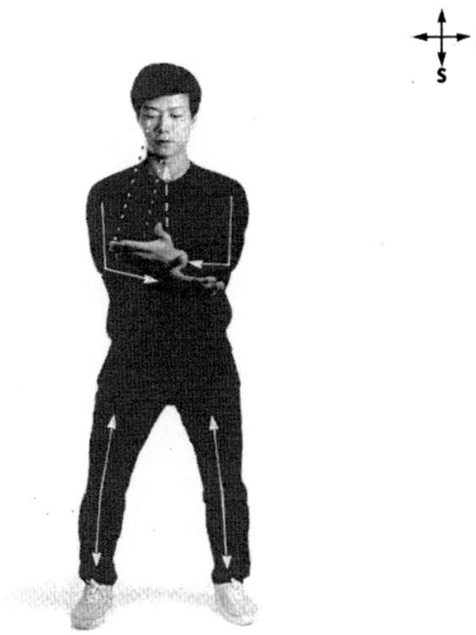

BEIDE KNIE langsam strecken, gleichzeitig die ÜBERKREUZTEN HÄNDE weiter aufheben;

207

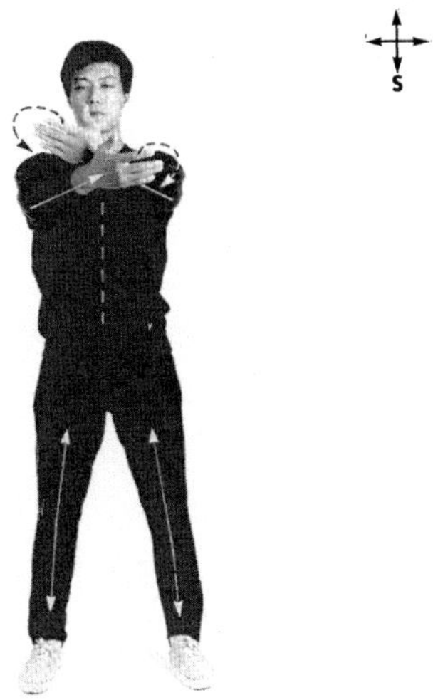

Die ÜBERKREUZTEN HÄNDE erreichen Schulterhöhe, sobald BEIDE KNIE gestreckt sind;
BLICK geradeaus nach S.

24. Übung: Schluß

209

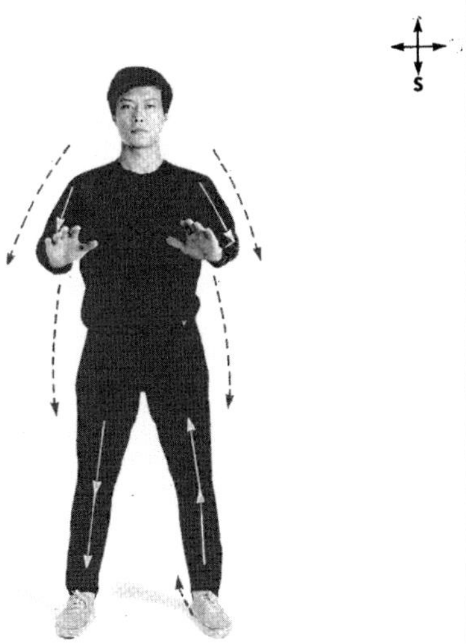

Die HÄNDE trennen sich in Schulterhöhe seitwärts bis in Schulterbreite;
BEIDE ARME locker gestreckt vorne senken;
HANDGELENKE und HÄNDE fallen lassen;

210

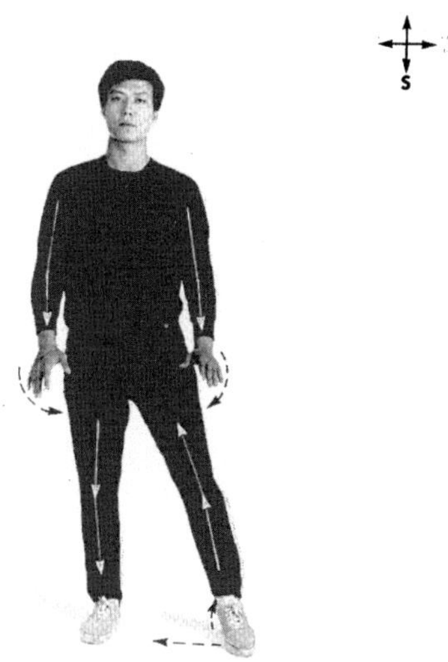

Die HÄNDE bis zu den Oberschenkeln fallen lassen;
GEWICHT durch leichtes Beugen des RECHTEN KNIES auf den RECHTEN FUSS verlagern;

24. Übung: Schluß

211

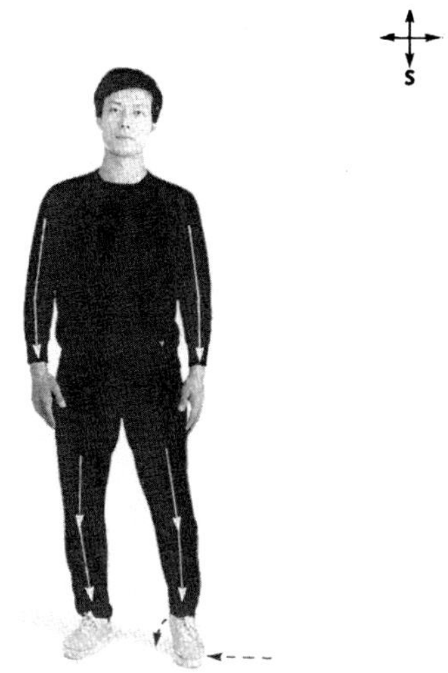

LINKEN FUSS in KNIE und HÜFTE leicht beugen, anheben, beiziehen;

212

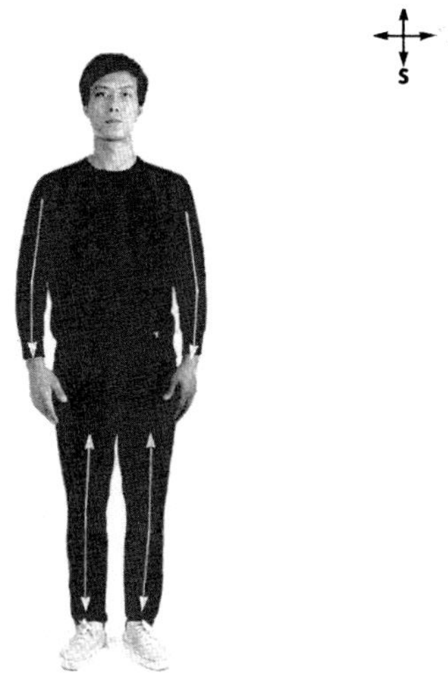

LINKEN FUSS mit der Spitze zuerst neben den rechten stellen;
BLICK geradeaus nach S.

Gertrude Kubiena, Xiao Ping Zhang

Duft-Qigong

Ein einfacher Weg zu innerer Harmonie

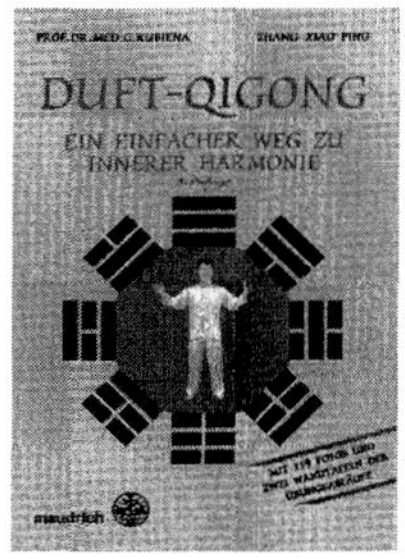

maudrich 2007. 5. Aufl., 81 Seiten,
119 Fotos, 2 Wandtafeln der Übungsabläufe, broschiert
ISBN 978-3-85175-866-5
EUR 17,80 [A] / 17,30 [D] / sFr 32,–

Duft-Qigong erzielt mit ganz einfachen Bewegungen große Wirkungen und führt zur Reinigung und Entgiftung. Mit dem vorliegenden Buch ist Duft-Qigong kinderleicht zu erlernen: Die Bewegungen von Duft-Qigong I und II sind nicht nur ausführlich beschrieben, sondern auch in schönen Foto-Sequenzen (Wandtafeln) abgebildet.

Ludwig Holovics

Qigong für alle

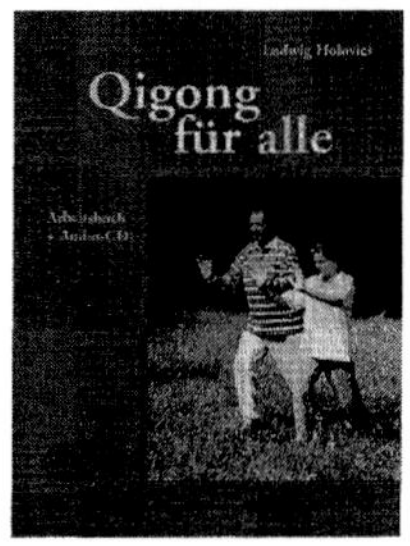

maudrich 2000. 93 Seiten,
zahlr. Abbildungen u. Tabellen, inkl. einer CD, Hardcover
ISBN 978-3-85175-752-1
EUR 26,90 / sFr 46,70

Qigong bedeutet soviel wie „Arbeit für und mit der Lebensenergie". Es ist ein Überbegriff für verschiedene Übungsmethoden, die zum Ziel haben, zu einem langen, gesunden Leben zu verhelfen. Im Qigong findet sich aufgrund der Vielfalt der Methoden für jeden Bedarf ein geeignetes Übungssystem.

Georg König, Ingrid Wancura

100 Jahre in Gesundheit leben – Qi Gong zum Selbstlernen

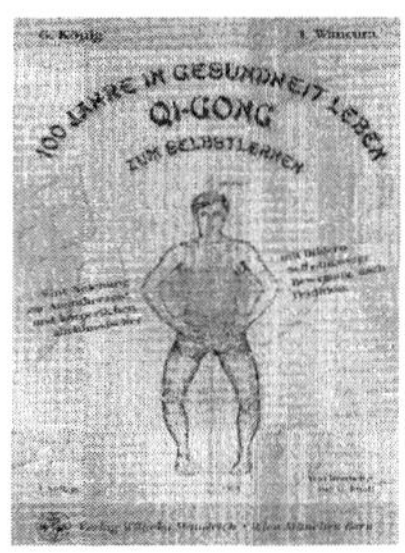

maudrich 1999. 2. Aufl., 121 S., zahlr. Abb., brosch.
ISBN 978-3-85175-822-1
EUR 14,40 / sFr 26,40

Dieses Buch enthält einfache, aber wirkungsvolle Anleitungen zur Selbstbehandlung, wie z.B. Atemtherapie, Massage und körperliche Bewegung, nach altchinesischer Überlieferung. Die Zielgruppe sind all jene, die etwas für ihre Gesundheit tun wollen, insbesondere Ärzte, die mit Akupunktur behandeln sowie deren Patienten.

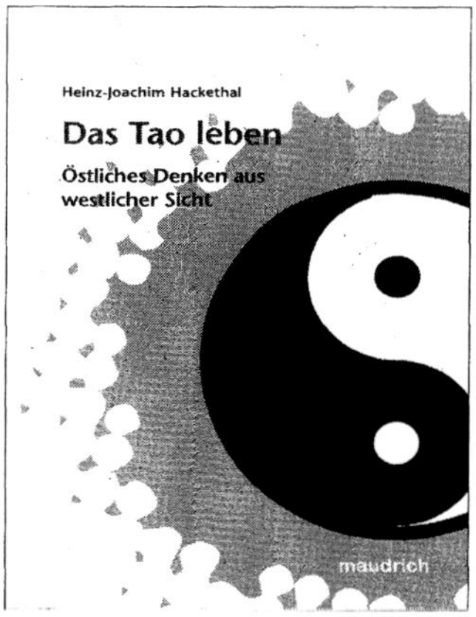

Heinz-Joachim Hackethal

Das Tao leben

Östliches Denken aus westlicher Sicht

maudrich 2007. 168 S.,
div. Abb., brosch.
ISBN 978-3-85175-854-2
EUR 19,90 [A] / 19,40 [D] / sFr 35,40

Was bedeutet „Östliches Denken"? Und was sind die weltanschaulichen und philosophischen Hintergründe für diese Denkweise? Das vorliegende Werk beantwortet diese Fragen in ausführlicher und tiefgehender Weise. Es gibt genauen Einblick vor allem in die Hintergründe des taoistischen Denkens, erklärt alle Grundbegriffe und erörtert die traditionelle Philosophie des Fernen Ostens. Wesentlich dabei ist auch der anschauliche Vergleich zwischen dem westlichen und dem östlichen Denken.

'Das Tao leben' bietet daher vor allem den bereits fortgeschrittenen Kennern dieser Materie eine interessante Sicht aus einem neuen Blickwinkel.

Aus dem Inhalt:

1 Weltanschauliche Grundlagen
2 Das Tao
3 Der Mensch
4 Der Mensch und das Tao
5 Tao Meditation

Heinz-Joachim Hackethal

Stilles Qi Gong

und die Geheimnisse der Tao-Meditation

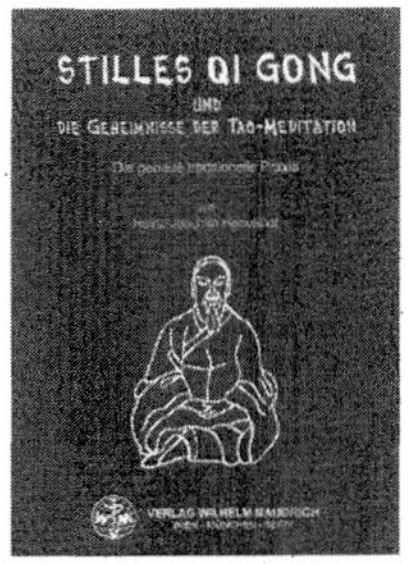

maudrich 2004. 118 Seiten,
zahlr. Abbildungen, broschiert
ISBN 978-3-85175-810-8
EUR 21,60 / sFr 38,20

Die Geheimnisse der Tao-Meditation wurden über Jahrhunderte streng gehütet und ausschließlich vom Lehrer an den Schüler weitergegeben. In diesem Buch werden die Grundsätze dieser hoch wirksamen Meditationsart zum ersten Mal vollständig erklärt und detailliert und mit zahlreichen Illustrationen dargestellt.

Heinz-Joachim Hackethal

Gesundheit und Lebensfreude durch Kranich-Qi Gong

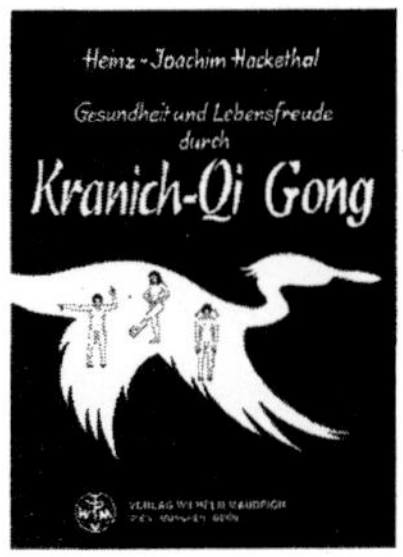

maudrich 2000. 124 Seiten,
zahlr. Abbildungen, broschiert
ISBN 978-3-85175-730-9
EUR 21,60 / sFr 38,20

Kranich-Qi Gong ist die mit Abstand wirkungsvollste Qi Gong-Art. Jahrhundertelang waren die sechs Kranich-Figuren ein streng gehütetes Geheimnis taoistischer Mönche. Erst seit wenigen Jahren ist diese Qi Gong-Art der Öffentlichkeit bekannt. Es gibt daher nur wenige Experten, die darüber kompetent sprechen und schreiben können.

Paramhans Swami Maheshwarananda

Yoga gegen Rückenschmerzen

Therapeutische Übungen mit Entspannungs- und Atemtechniken

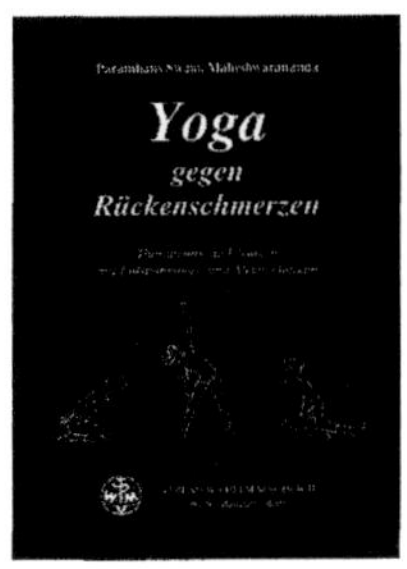

maudrich 2002. 2. Aufl.,
205 Seiten, zahlr. Abbildungen, brosch.
ISBN 978-3-85175-778-1
EUR 23,90 / sFr 38,–

Dieses Yoga-Übungsbuch soll ein praktischer Leitfaden für alle Menschen sein, die nach Gesundheit und Ausgeglichenheit streben. Die dargestellten Übungen stammen aus einem vom Autor nach Jahrtausende alter Yoga-Tradition entwickelten Übungssystem, das auf den Menschen der modernen Zivilisation abgestimmt wurde.

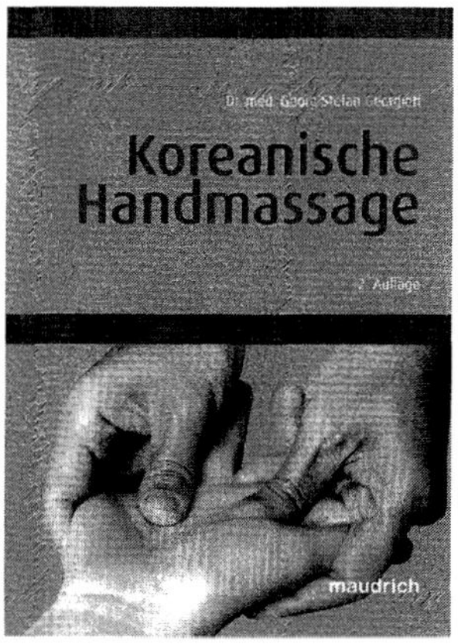

Georg Stefan Georgieff
Koreanische Handmassage

maudrich 2008. 2., überarb. Aufl., 120 Seiten,
zahlr. Abb., broschiert
ca. EUR 18,– [A] / EUR 17,50 [D] / sFr 32,–
ISBN 978-3-85175-877-1
Erscheint im September 2008

Rückenbeschwerden? Quälende Kopfschmerzen? Durch gezielte Akupressur und Massage lassen sich Kopf- und Rückenschmerzen, Migräne, Gelenkschmerzen, Ober- und Unterbauchbeschwerden und andere Störungen effektiv beeinflussen. Die Koreanische Handmassage als einfache und wirkungsvolle Methode gestattet jedem den direkten energetischen Zugang zum Patienten, dessen Körper sich in seiner Hand widerspiegelt.

Aus dem Inhalt:

- Allgemeine Grundlagen der Koreanischen Handmassage: Akupunktur, Yin und Yang, Koreanische Handakupunktur, Koryo Sooji Chim, Lageplan der Organe in der Hand, die Verhältnisse am Handrücken, Alarmpunkte (der Traditionellen Chinesischen Medizin) in der Hand
- Technik der Koreanischen Handmassage bei: Kopfschmerzen, Rückenschmerzen, Gelenk- und Wirbelsäulenbeschwerden, Entspannung und Leistungssteigerung, Ober- und Unterbauchbeschwerden
- Kimeks und eine Sammlung wichtiger Punkte

Das Buch eignet sich sowohl als Einstiegswerk für an der Koreanischen Handmassage Interessierte als auch als indikationsbezogene Punktesammlung für Fortgeschrittene.

Hermine Tenk

Soforthilfe mit Akupressur

Für Schulärzte, Lehrer, Schüler und Laienhelfer

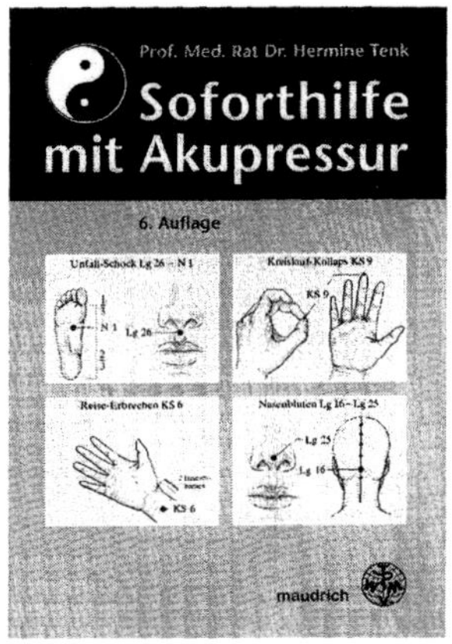

maudrich 2005. 5. Aufl.,
60 S., div. Abb., broschiert
ISBN 978-3-85175-797-2
EUR 8,70 / sFr 16,40

Unfälle und unerwartet kritische Situationen können nicht nur in besonders exponierten Bereichen, sondern auch in alltäglichen Situationen auftreten und erfordern schnelles und unkompliziertes Handeln. Die Traditionelle Chinesische Medizin (TCM) stellt mit den Methoden der Akupunktur und Akupressur ein besonderes Instrumentarium zur Verfügung und ermöglicht schnelle Sofort- und Erste-Hilfe-Maßnahmen.

Dieses Buch vermittelt in kurzer und prägnanter Form eine Übersicht der häufigsten Notfälle und deren Behandlung mittels Akupressur. Anhand klarer Skizzen und Erläuterungen werden leicht auffindbare Punkte illustriert, die zur Soforthilfe von u.a. Nasenbluten, Kopfschmerzen, Zahnschmerzen, akutem Durchfall, Koliken und allergischen Reaktionen dienen und helfen, mittels Bekämpfung von Schock, Ohnmacht und Krämpfen die Zeit bis zum Eintreffen der Rettung zu überbrücken.